BEETHOVEN
FACE À LA MALADIE
ET AUX MÉDECINS

Médecine à travers les siècles

Collection dirigée par le Docteur Xavier Riaud

L'objectif de cette collection est de constituer « une histoire grand public » de la médecine ainsi que de ses acteurs plus ou moins connus, de l'Antiquité à nos jours.

Si elle se veut un hommage à ceux qui ont contribué au progrès de l'humanité, elle ne néglige pas pour autant les zones d'ombre ou les dérives de la science médicale.

C'est en ce sens que – conformément à ce que devrait être l'enseignement de l'histoire –, elle ambitionne une « vision globale » et non partielle ou partiale comme cela est trop souvent le cas.

Dernières parutions

Sylvie MAS, *Le statut des émotions dans l'Antiquité grecque et chinoise*, 2025.
Sylvie MAS, *Santé globale. Des soins de santé primaires à la santé intégrative*, 2025.
Michel A. GERMAIN, *Les pionniers de la microchirurgie*, 2025.
Hubert JOHANET, *La chirurgie cœlioscopique Histoire d'une révolution*, 2025.
Jacques VASSAULT, *Contribution à l'histoire de l'asile d'aliénés d'Évreux. Tome IV : Les situations*, 2025.
Jacques JAUME, *Georges Simenon, Maigret et la médecine*, 2025.
Wies DULFER, *Ethnomédecine et soins oculaires modernes au Tchad. Une croisade contre la cécité*, 2025.
Xavier RIAUD, *Histoire de la dentisterie vétérinaire*, 2025.
Xavier RIAUD, *Histoires de l'art dentaire*, 2025.
Patrick Albert POGNANT, *René Crevel. À poumons perdus*, 2025.
Georges TRAVERT, Aleksander EDELMAN, et Isabelle SERMET-GAUDELUS, *La fatalité de la mucoviscidose sera-t-elle vaincue ? Histoire et succès*, 2024.
Patrice PINET, *Christoph Wilhelm Hufeland, hygiéniste, professeur de médecine et premier médecin à la cour de Prusse. 1762-1836*, 2024.
Françoise GUILLON-METZ, *Des diabétiques célèbres. De l'Antiquité à nos jours*, 2024.

Patrice Pinet

BEETHOVEN FACE À LA MALADIE ET AUX MÉDECINS

L'Harmattan

Du même auteur

Pasteur et la philosophie,
collection « Acteurs de la science », L'Harmattan, Paris, 2004

Article « Sang »,
in *Dictionnaire de la pensée médicale*,
sous la direction de D. Lecourt, puf, Paris, 2004

La fondation secrète de l'homéopathie ;
Réseaux francs-maçons et théories médicales de 1750 à 1810,
Éditions Jacques André, Lyon, 2016

Les musiciens, la maladie et la médecine
de Guillaume de Machaut à Béla Bartók,
collection « Médecine à travers les siècles », L'Harmattan, Paris, 2017

L'homéopathie après L'Organon.
Hahnemann à la conquête de la France 1811-1850,
Éditions Jacques André, Lyon, 2020

Les philosophes, la maladie et la médecine d'Épicure à David Hume,
collection « Médecine à travers les siècles », L'Harmattan, Paris, 2021

Les philosophes, la maladie et la médecine
de Hegel à Michel Foucault,
collection « Médecine à travers les siècles », L'Harmattan, Paris, 2021

Louis Pasteur face aux médecins et aux chirurgiens,
collection « Médecine à travers les siècles », L'Harmattan, Paris, 2023

Christoph Wilhelm Hufeland (1762-1836) hygiéniste,
professeur de médecine, et médecin à la cour du roi de Prusse,
collection « Médecine à travers les siècles », L'Harmattan, Paris, 2024

5-7, rue de l'École-Polytechnique - 75005 Paris
www.editions-harmattan.fr
ISBN : 978-2-336-55208-8
EAN : 9782336552088

À mon amie et consœur psychiatre Annie Hecquet,
qui exerce toujours en cabinet à l'âge de quatre-vingt-deux ans ;
en hommage à son dévouement pour les patients,
et à sa grande passion pour la musique.

À mes amis partenaires de quatuor à cordes
Bernard Neyret, Gérard Klipfel et Jean-Marie Patarin

AVANT-PROPOS

Pour notre premier livre sur la vie et les pathologies de musiciens célèbres[1] nous nous étions servis du grand ouvrage de Jean et Brigitte Massin sur Mozart, et celui de B. Massin sur Schubert. Nous avions lu celui, également passionnant, du couple sur Beethoven, mais n'avions pas choisi celui-ci parmi les onze musiciens dont nous avions raconté l'histoire médicale.

Bien que Beethoven fût un musicien génial et illustre un tournant musical, son histoire pathologique vaste et complexe, et non parfaitement claire en dépit de la connaissance de sa mort par cirrhose à seulement 57 ans, nous paraissait à la fois longue et peut-être banale à traiter, la cirrhose représentant une maladie courante et trop connue, souvent considérée comme honteuse par l'alcoolisme qu'elle sous-entend généralement.

En relisant quelques parties de la biographie des Massin sur Beethoven (1967), notamment celles qui se rapportent à la médecine, j'ai reconnu l'existence d'un corpus pathologique assez large, mais aussi de nombreuses zones d'ombre, autant sur le plan médical que biographique. Bien qu'ayant creusé avec pertinence de nombreux problèmes biographiques les Massin ont laissé en suspens ou incertaines de nombreuses réponses à leurs interrogations. Ne cachant pas aussi leur sympathie pour les convictions « de gauche », que manifesteraient les familiers de Beethoven dans la dernière décennie de sa vie, leurs jugements sur le musicien et les personnalités qui l'ont entouré, malgré leur honnêteté et leur sens critique, peuvent paraître orientés et biaisés par ce sentiment politique.

La politique, science ou passion du pouvoir, est peu propice à l'objectivité. Elle divise les êtres, les sociétés et

---

[1] Pinet, *Les musiciens, la maladie et la médecine de Guillaume de Machaut à Béla Bartók*, L'Harmattan, Paris, 2017

les nations. La vie ne peut s'abstraire de rapports de force, heureusement non constants. Le pouvoir revient fatalement à ceux qui le prennent, par plus grande faiblesse, indifférence ou passivité des autres. Malheureusement, il se transforme souvent en intolérance, puis haine ou violence envers autrui.

En me lançant dans l'étude de Beethoven j'ignorais l'immense littérature déjà existante, notamment sur le plan médical.[1] Je me contenterai donc de tracer quelques pistes, en fournissant quelques données biographiques et points de vue médicaux que j'espère originaux. Pratiquant actuellement surtout le quatuor à cordes comme violoniste amateur je veux rendre hommage à l'immense compositeur, notamment de seize quatuors.

Pour la traduction de la correspondance de Beethoven nous avons choisi *Les Lettres de Beethoven, l'intégrale de la correspondance 1787-1827*, traduction d'après l'allemand par Jean Chuzeville qui suit l'édition anglaise établie en 1960 par Emily Anderson.[2] Cette traduction parue en 1968, et rééditée en 2010, est la plus complète en français, et la plus informative par ses nombreuses notes et ses références détaillées. Nous avons néanmoins indiqué, car les diverses traductions sont parfois assez différentes, les références des extraits de lettres que nous avons cités inclus dans la biographie des Massin et dans le grand ouvrage de Romain Rolland, lequel a l'avantage de fournir le texte allemand des traductions qu'il a lui-même

[1] Je n'ai découvert le livre, riche sur le plan médical, de Jean-Louis Michaux, *Ludwig van Beethoven. Le génie et ses maladies*, Éditions Fiacre, 2016, que vers la fin de mon travail.

[2] *Les Lettres de Beethoven, l'intégrale de la correspondance 1787-1827*, trad. d'après l'allemand par Jean Chuzeville suivant l'édition anglaise établie en 1960 par Emily Anderson, Notes traduites de l'anglais par E.C. Torelli, Préface de René Koering (2010), 1ère éd. Turin 1968, éd. fac-similé, Actes Sud, 2010

effectuées. On trouve aussi beaucoup de références en allemand dans l'ouvrage de Jean Boyer.[1]

Rentrons donc dans la vie intime de Beethoven, dans ses problèmes de santé nombreux mais plutôt secrets, et tentons d'analyser son comportement envers la médecine et ses médecins traitants dont nous donnerons aussi quelques éléments biographiques et conceptions thérapeutiques.

---

[1] Boyer Jean, *Le « romantisme » de Beethoven*, Didier, Paris, 1938

CHAPITRE I : La jeunesse à Bonn (1770-1793)

A. Une famille touchée par l'alcoolisme et la phtisie : une grand-mère et un père alcooliques, une mère et un frère phtisiques

Ludwig van Beethoven naquit le 16 ou le 17 décembre 1770 à Bonn, capitale de l'électorat des princes-évêques de Cologne.

Son grand-père paternel, prénommé à la naissance Lodewijk (1712-1773), d'origine flamande, d'abord chef de chœur à Louvain fut, en 1733, repéré puis nommé musicien de la cour de l'évêque Clemens August (1700-1761) qui résidait à Bonn.[1] Il se maria l'année suivante avec une jeune fille de la ville, née en 1714. En 1761, le nouveau prince-évêque Maximilian Friedrich le nomma maître de chapelle. Pour augmenter ses revenus il ouvrit un commerce de vins en gros. Cette activité favorisa-t-elle l'alcoolisme de sa femme, qu'on dut enfermer dans un cloître de Bonn où elle mourut en 1775 à 61 ans deux ans après son mari, et celui du père de Ludwig ? Comme la question de l'intoxication alcoolique se pose pour notre compositeur lui-même nous commencerons par quelques remarques historiques sur les mots « alcoolisme » et « alcooliques »

1/ Alcoolisme et alcoolique, concepts récents inventés par le suédois Magnus Huss (1807-1890)

Pour les ancêtres de Ludwig nous parlons d'« alcoolisme », et d'« alcoolique » pour désigner certains sujets, mais il s'agit d'un anachronisme lexical puisque ces termes n'existaient pas, bien avant dans le XIXe siècle. Celui d'« alcoolique » existait depuis 1789, mais comme adjectif, et non comme substantif. Dans son *Histoire de*

---

[1] Michaux, *op. cit.* p. 9-12

l'alcoolisme (1986) Jean-Charles Sournia fait naître l'alcoolisme, comme désignant un syndrome pathologique, dans la première moitié du XIXᵉ siècle. Le terme fut inventé par le médecin suédois Magnus Huss, dont Sournia nous raconte très didactiquement le parcours et l'œuvre remarquables.[1]

Il y eut pendant ce premier demi-siècle une alcoolisation considérable en Suède, par consommation de boissons distillées à partir d'orge ou de seigle (schnaps, eau-de-vie) ou composées de rhum ou de cognac (punch, grogs). Il y avait peu de boissons fermentées hormis la bière, puisque les pays du Nord ne produisaient pas de vin, et Huss au début ne les étudia pas. Bien sûr le concept de « buveur excessif » ou d'« ivrogne » existait, mais on ignorait alors beaucoup la pathologie organique ou psychique engendrée par l'excès de ces boissons. On ne considérait pas encore cet excès, mal défini d'ailleurs, comme une maladie. La première société de tempérance en Suède fut fondée seulement en 1818 par un pasteur.

Magnus Huss, fils de pasteur, diplômé de l'université de Stockholm en 1835, fut bientôt nommé chef de service d'un hôpital. Il fut le médecin de plusieurs rois, dont le roi de Suède Charles XIV (1763-1844), ancien général de Napoléon qui le fit maréchal de France en 1804, sous le nom de Jean Bernadotte, devenu prince royal en 1810 et roi de Suède et de Norvège en 1818.

Après plusieurs séjours en Allemagne, en Autriche et en France, à Berlin, Vienne, Halle et Paris, Huss rassembla ses observations scientifiques propres et celles des pays en plein essor médical qu'il visita. En 1849, il publia en suédois son ouvrage le plus célèbre *Alcoholismus chronicus*... Il le révisa et une traduction en allemand parut

[1] Sournia Jean-Charles, *Histoire de l'alcoolisme*, Flammarion, 1986, p. 65-74

en 1852, mais aucune en français.[1] Dès lors, Huss eut de hautes responsabilités en Suède, et acquit une reconnaissance internationale. L'œuvre fut connue en France par une analyse de Renaudin de vingt-huit pages dans un numéro de 1853 des *Annales médico-psychologiques*, et par sa présentation à l'Académie des sciences la même année, ce qui valut à Huss le prix Montyon.

2. La mortalité infantile dans la famille van Beethoven

Les aïeuls de Ludwig eurent trois enfants dont un seul survécut, Johann (1740-1792), son père. Johann fut reçu dès 1756 musicien de la cour, sans toutefois ensuite obtenir le titre de maître de chapelle. Il épousa en 1767 une jeune femme de vingt-et-un ans, mariée à seize ans en premières noces et veuve à dix-neuf ans. Comme chez sa mère son addiction à l'alcool s'accrut progressivement.

Les parents de Ludwig eurent sept enfants. L'aînée mourut au cinquième jour, et les trois derniers dans la première enfance. Les deux filles nées en 1779 et 1786 décédèrent en bas-âge, la dernière à un an et demi. L'avant-dernier, né en 1781, mourut en 1784. Seuls deux frères cadets de Ludwig atteignirent l'âge adulte, Caspar Carl (1774-1815) qui décèdera à 41 ans de phtisie, et Nikolaus-Johann (1776-1848) apothicaire, marié en 1812, sans enfant, et qui mourra à 72 ans. Au total, 3/7e de la fratrie parvint à l'âge adulte, à comparer au 5/14e de celle de Franz Schubert (1797-1828) devenue adulte une génération plus tard. La mère de Ludwig mourra à 40 ans de phtisie

---

[1] Sournia en donne le titre traduit en français : *Alcoholismus chronicus, ou maladie alcoolique chronique. Contribution à la connaissance des dyscrasies, selon mon expérience et celle des autres.*

pulmonaire, en 1787, alors qu'il avait seize ans.[1] Son frère Caspar Carl aura un fils unique Karl (1806-1858), dont Ludwig deviendra le tuteur, à sa mort de phtisie pulmonaire comme leur mère.

Peu stimulé par l'école Ludwig sera mis rapidement et rudement au piano par son père.[2] Celui-ci voulut en faire un enfant prodige et le produire, probablement, comme Leopold Mozart avec son fils Wolfgang Amadeus. Aussi, il le présenta à sept ans à la salle des Académies musicales de Cologne en mars 1778, en le rajeunissant d'un an. Ayant fini sa scolarité à onze ans Ludwig entreprit, en novembre 1781, une tournée en Hollande avec sa mère, atteignant Rotterdam par la voie fluviale du Rhin. On y admira sa virtuosité, sans le rémunérer dignement selon lui.

B. Un ami futur médecin : Franz-Gerhard Wegeler (1765-1848)

En 1782, Ludwig lia une amitié avec F.G. Wegeler, de cinq ans son aîné et qui, déjà, désirait devenir médecin. En 1838, celui-ci publia avec Ferdinand Ries (1784-1838), un élève et ami de Beethoven, des *Biographische Notizen über Ludwig van Beethoven* (Notices biographiques sur Ludwig

---

[1] Comme pour le terme « alcoolisme » on ne peut parler de manière déterminée, avec Brigitte et Jean Massin, ou Maurice Porot et Jacques Miermont, de tuberculose, puisque le terme « tuberculosis » ne fut créé qu'en 1832 par Schönlein. Par ailleurs ce diagnostic chez la mère de Beethoven ne repose que sur des arguments cliniques, sans avoir été confirmé par une autopsie.

[2] Wegeler écrit en 1845 : *Le père Beethoven, si sévère pour son fils, ne se permettait que trop de choses à lui-même. Ainsi, il était quelque peu adonné à la boisson et très-violent, surtout dans cet état. C'était souvent avec bien des larmes que le petit Louis faisait les exercices musicaux auxquels son père l'astreignait durement.* (Ferdinand Ries & Franz Wegeler, *Notices biographiques sur Beethoven*, trad. de l'allemand par Alexandre Legentil (1862), Nouvelle édition, Ressouvenances, 2020, p. 199)

van Beethoven)[1], un des documents les plus honnêtes et les plus indispensables selon les Massin.[2] En 1845, à l'occasion de l'inauguration de la statue de Beethoven à Bonn, Wegeler y ajouta un supplément de treize petits chapitres et quelques documents. Le tout fut traduit en français en 1862 par A. Legentil, un commerçant philanthrope, qui reprit quelques éléments biographiques surtout sur Wegeler, et ajouta de nombreuses notes à sa traduction.[3]

Dans sa préface de mai 1838 celui-ci raconte que peu avant la publication de ces notices son ami Ries mourut, en janvier 1838, âgé seulement de 53 ans. Il évoque l'intimité de leur amitié et le caractère noble de son ami.

D'après les Massin, Wegeler fut dès 1782 et jusqu'à la fin l'ami le plus fidèle et le plus affectueux de Beethoven. Wegeler rapporte avoir été sans interruption jusqu'en septembre 1787 en contact le plus intime avec lui, car il le voyait quasiment chaque jour. Après 1797 ils ne se revirent plus, mais gardèrent une relation épistolaire, interrompue seulement pendant six ans, jusqu'à la mort de Beethoven.

Né à Bonn en août 1865, d'origine alsacienne et catholique, Wegeler commença ses études en 1863 à l'Académie de Bonn et soutint une dissertation inaugurale sur la respiration et le rôle des poumons le 21 novembre 1786, lors de la séance solennelle publique d'inauguration de l'acte officiel accordant le statut d'université à l'Académie de Bonn. Il poursuivit ses études de septembre 1787 à octobre 1789 à l'académie Joséphine de Vienne

---

[1] *Biographische Notizen über Ludwig van Beethoven von Dr F.G. Wegeler und Ferdinand Ries*, Coblenz, Bädeker, 1838

[2] Jean et Brigitte Massin, *Ludwig van Beethoven*, Fayard, Paris, (1954), nouvelle édition, 1967, p. 16

[3] Récemment réédité en 2020 sans changement : Ferdinand Ries & Franz Wegeler, *op. cit.* p. 11. Pour les textes en allemand de 1845 nous nous sommes servis de la réédition allemande en 2012 du texte associé aux suppléments de Wegeler, parue à Berlin chez l'éditeur Ries & Erler.

(*Medizinisch-Chirurgischen Josephs-Akademie*) où il connut de futurs confrères Hunczowsky et Johann Adam Schmidt, qui furent ses amis intimes jusqu'à leur mort. Il fut ensuite nommé professeur à la faculté de médecine de Bonn par le prince-électeur, doyen en 1792, et recteur de l'université de Bonn en 1793.

Il raconte qu'on le considéra ensuite comme un ennemi forcené de la République (française), qui avait alors conquis la rive gauche du Rhin et l'électorat de Cologne, parce qu'en tant que recteur de l'université de Bonn il avait signé la décision du sénat académique d'interdire aux étudiants, par crainte qu'ils attrapent la fièvre des prisons (*LazarethFiebers*), de faire une visite personnelle aux Français républicains prisonniers et emmenés vers l'Autriche par du Quesnoy, de Landrecies et Condé[1], etc. (les émigrés royalistes), et de les charger de faire parvenir les aumônes destinées à ceux-ci par l'intermédiaire d'ecclésiastiques désignés. Le représentant du peuple français ordonna à Wegeler de le tutoyer. Pour celui-ci ce fut un temps cruel, *la queue de Robespierre* [en français], guère moins venimeuse que n'avait été la tête. Il préféra sauver la sienne et quitta Bonn pour Vienne en octobre 1794.

Il revint au début de l'été 1796 à Bonn dont l'université avait été supprimée, et enseigna l'obstétrique. Après les victoires napoléoniennes de 1807 il poursuivit sa carrière médicale à Coblence et y mourut en mai 1848 à 82 ans.

Il fut franc-maçon, ce qu'une lettre de Beethoven de mai 1810 révèle, à propos d'une demande que celui-ci lui fit de son acte de baptême pour savoir précisément son âge, qu'il

---

[1] Louis Henri Joseph de Bourbon (1736-1818), 8e prince de Condé, émigré en 1789 et qui forma en 1792 une armée dite « armée de Condé », qui combattit sur le Rhin les armées révolutionnaires.

ignorait encore.[1] Les Massin disent avoir la quasi-certitude de l'affiliation de Beethoven à la franc-maçonnerie, mais on n'en a trouvé aucune preuve ni trace. Il semble simplement en avoir connu les symboles.

En 1782, quand Wegeler fit connaissance de Ludwig, il l'introduisit dans la famille de ses amis von Breuning, orphelins de père. Ludwig donna des leçons de musique à la fille unique de la famille, Eleonore dite Lorchen (1771-1841), et au plus jeune des trois fils, Lorenz (1777-1798). Celui-ci, ami très proche, mourra en avril 1798, peu après avoir achevé ses études médicales à Vienne.[2]

En 1784, le dernier fils de l'impératrice Marie-Thérèse (1717-1780), Maximilian Franz, frère de l'empereur du Saint Empire germanique Joseph II (1756-1790), devint le nouveau prince-évêque de l'électorat de Cologne, despote plutôt éclairé comme l'empereur. Grâce à l'appui d'un premier mécène, le comte Ferdinand von Waldstein, Beethoven fut nommé second organiste en titre avec un traitement annuel de 150 florins.

C. Mort de sa mère phtisique et de son père alcoolique (1787 - 1792)

En avril 1787 Ludwig se rendit à Vienne pour compléter sa formation musicale. Il y rencontra brièvement Mozart (1756-1791) qu'il admira toujours. Contraint de repartir après seulement deux semaines de séjour par l'annonce par son père de la fin proche de sa mère il passa par Augsburg où le docteur en droit et avocat Schaden lui prêta de l'argent

---

[1] *Plus vite tu m'enverras l'extrait de baptême, plus grande sera ma reconnaissance – On me dit que dans vos loges maçonniques, on chante un Chant de moi* [...] (*Les Lettres de Beethoven*, p. 298 ; Massin, *op. cit.* p. 193). À nos références des *Lettres* nous ajouterons parfois celles correspondantes des Massin, et celles de Ries et Wegeler car les trois traductions françaises sont souvent textuellement assez différentes.

[2] Massin, *op. cit.* p. 16-17

pour son retour précipité vers Bonn. Tombé malade pendant son voyage son état s'aggrava à Bonn car sa mère, qu'il aimait beaucoup, mourut peu après son retour, le 17 juillet. Après son deuil il souffrit d'étouffements [*Engbrüstigkeit*] et de mélancolie [*Melankolie*], qu'il invoque pour se justifier auprès de Schaden de lui avoir répondu tardivement, le 15 septembre. Il craignit que ses difficultés respiratoires lui provoquent la phtisie [*Schwindsucht*].[1] Nous voyons que, comme beaucoup à cette époque, il considérait la phtisie comme une conséquence de son état morbide, en quelque sorte un syndrome, et non comme une maladie à cause spécifique. Neumayr dit que les biographes ont interprété le terme *Engbrüstigkeit* de façon très différente, comme un signe d'un mal allant de l'asthme à la tuberculose, mais que l'autopsie a éliminé celle-ci.[2] Outre

---

[1] *Je dois vous l'avouer : depuis que j'ai quitté Augsbourg, ma joie et avec elle ma santé se sont mises à décliner ; plus j'approchais de ma ville natale, plus je recevais de mon père des lettres m'enjoignant de hâter mon retour et de voyager plus rapidement que d'habitude parce que l'état de santé de ma mère laissait beaucoup à désirer. Je me suis donc hâté autant que j'ai pu, alors que j'étais moi-même indisposé : le désir de pouvoir encore voir ma pauvre mère balayait chez moi tous les obstacles et m'aidait à triompher des pires difficultés. J'ai pu voir encore ma mère, mais dans le plus pitoyable état ; elle était poitrinaire et elle est morte il y a environ sept semaines, après de longues souffrances et une pénible agonie. C'était pour moi une mère si bonne, si aimable et ma meilleure amie.* [...] *Depuis que je suis à Bonn je n'ai encore connu que de rares heures de satisfaction ; la plupart du temps j'ai été pris d'asthme, et j'ai quelque raison de craindre qu'une phtisie ne se déclare ; il faut ajouter à cela aussi la mélancolie qui est pour moi presque un aussi grand inconvénient que mon état de santé.* (*Les Lettres de Beethoven*, p. 3-4 ; Massin, *op. cit.* p. 28). Pour le texte allemand de cette lettre voir Neumayr Anton, *Musik & Medizin*, 3e éd., J & V Edition, Wien, 1989, p. 126.

[2] Neumayr *op. cit.* p. 121-187

sa mère Ludwig perdit, deux mois après celle-ci, sa petite sœur âgée d'un an et demi.

En mai 1789, pour combler le vide de sa culture Beethoven s'inscrivit à l'université de Bonn aux cours de littérature allemande. Malheureusement, la conduite de son père devint scandaleuse par l'aggravation de son ivrognerie. Ludwig dut s'entremettre auprès de la police, et demander sa mise à la retraite, ce que le prince-électeur accorda en novembre. Un décret lui accordait cent thalers annuels sur le traitement de son père, qui les lui versa directement par trimestre pour ne pas paraître trop déchoir. Ludwig devait maintenant subvenir aux besoins de ses deux frères cadets âgés alors de quinze et onze ans, et acquitter les dettes paternelles.

Heureusement, son ami Wegeler revint, en octobre, à Bonn. Ludwig continua à bénéficier de l'accueil chaleureux de la famille von Breuning, dont la fille, alors âgée de dix-sept ans, était son élève. Il en fut probablement amoureux. Une amitié se noua, qui se brisa temporairement après une vive discussion dont il se repentira. Elle épousera Wegeler en 1802, tardivement puisqu'elle aura alors trente et un ans et lui trente-sept. Un de leur fils, Julius Stephan (1807-1883), reçu docteur en 1829, et leur neveu, Gerhard von Breuning (1813-1892), fils de Stephan von Breuning (1774-1827), deviendront aussi médecins.

À la mort de l'empereur Joseph II en février 1790 de phtisie pulmonaire à 49 ans, après dix ans de règne, Beethoven composa sur commande de l'Électeur une cantate sur sa mort, puis une autre pour l'avènement du nouvel empereur Leopold II, mais qui ne furent pas interprétées.

Deux ans plus tard, le 2 novembre 1792, Beethoven quittait Bonn, qu'il ne reverra plus à cause des évènements politiques et militaires, la conquête de la Rhénanie par la République française puis par Napoléon. Ayant soumis à

Joseph Haydn (1732-1809) une cantate, lors du passage de celui-ci à Bonn au cours du mois de juillet précédent, son mécène Waldstein avait obtenu de l'Électeur la permission qu'il prenne des leçons à Vienne avec Haydn, sur la suggestion même de celui-ci. Six semaines après son arrivée à Vienne il apprit la mort de son père, âgé seulement de 52 ans. Selon Michaux son décès résulterait de complications cardiaques liées à son alcoolisme.

CHAPITRE II : Les premières années à Vienne (novembre 1792 – décembre 1802)

A. Chez son mécène Karl von Lichnowsky (1793-mai 1795)

Muni de lettres de recommandation il fit d'abord à Vienne la connaissance du baron hongrois Nikolaus Zmeskall von Domanovecz (1759-1833), secrétaire à la chancellerie royale de Hongrie. Celui-ci possédait des terres en Hongrie, notamment des vignobles. Ce fut un de ses amis viennois fidèle et dévoué, qui resta célibataire comme lui. Ils se réunissaient souvent dans les tavernes. Beethoven lui dédiera son onzième quatuor, op. 95.

Beethoven prit des leçons régulières avec Haydn, qui pressentit son génie et son originalité, mais aussi décela son caractère sombre et étrange très différent du sien, et la dissemblance de sa musique par rapport aux règles classiques.

On l'introduit aussi auprès des grands aristocrates mélomanes viennois. Le plus important pour lui jusqu'en 1806 fut le prince Karl von Lichnowsky (1756-1814), qui fut élève de Mozart qu'il accompagna lors d'une tournée jusqu'à Berlin. Sa femme, Christiane von Thun, voulut le prendre sous sa coupe pour son éducation. Il logera dans leur maison de 1794 à 1796. Le frère et la sœur du prince, le comte Moritz von Lichnowsky et la comtesse Henriette von Lichnowsky, seront ses élèves.

Souvent Zmeskall et Beethoven jouaient en duo, le premier au violoncelle et le second à l'alto. Myopes tous deux et portant des lorgnons Beethoven composa à cette époque un *Duo avec obligation de deux paires de lunettes* qu'on ne retrouva que cent vingt années plus tard.[1] Son ami chef d'orchestre Seyfried attribua l'origine de sa myopie à

[1] Massin, *op. cit.* p. 76

la petite vérole, et signala que dès son adolescence il portait des verres concaves très forts.

L'archevêque-électeur de Cologne licencia le 1er mars 1794 son orchestre à la suite de la conquête de la rive gauche du Rhin par la jeune République française. Il perdit son pouvoir et s'enfuit définitivement de Bonn après la victoire des Français contre les Autrichiens le 26 juin 1794 à Fleurus, la région devenant département français. Beethoven privé de salaire accepta l'hospitalité du prince Lichnowsky. Toujours responsable de sa famille, il fit venir à Vienne ses frères, Caspar Carl dès le mois de juin et Johann l'année suivante. Wegeler, ayant pour sa part des difficultés avec les autorités françaises, émigra à Vienne en octobre 1794 et, dès lors, le revit régulièrement.

1/ Des maux abdominaux

Le 29 mars 1795, Beethoven donna son premier grand concert, jouant un concerto de piano qu'il avait composé et qui reçut un accueil favorable unanime. Le lendemain, il improvisa, et le surlendemain exécuta un concerto de Mozart.

Wegeler rapporte qu'il termina son concerto deux jours avant la première représentation *bien qu'il fût sous l'influence de douleurs de coliques passablement violentes, auxquelles il était fréquemment sujet* (ziemlich heftigen Kolikschmerzen, woran er häufig litt). *Je le [secourus] par de petits moyens, aussi bien que je pus.*[1] Il avait été auparavant professeur et doyen de la faculté de médecine à Bonn. Il ne précise pas les petits moyens dont il usa pour les troubles, probablement intestinaux, de son ami. On sait que cela pesait à Beethoven de dîner chez son prince à heure

---

[1] Ries & Wegeler, *op. cit.* p. 63 ; Massin, *op. cit.* p. 57. Je mets entre parenthèses le texte allemand des *Notizen*, et entre crochets ma traduction des mots ou des expressions, notamment médicaux, quand la traduction de Legentil ne me paraît pas assez précise.

fixe, à trois heures et demie, et que de ce fait il mangeait souvent au restaurant. Rien ne dit cependant que ses symptômes résultent d'une alimentation ou de repas particuliers.

En mai, il fit imprimer par l'éditeur Artaria trois trios avec piano, sous le numéro d'opus 1, qu'il dédia au prince.

2/ L'hypothèse syphilitique ; l'ouvrage sur la maladie vénérienne de L.-V. Lagneau (1781-1867)

Selon Wegeler, Beethoven fut toujours à Vienne, du moins au temps où lui-même y resta (d'octobre 1794 au 31 mai 1796), engagé dans des liaisons amoureuses, et fit des conquêtes qui auraient été très difficiles à plus d'un Adonis.[1] En effet, une admiratrice décrit son visage comme rouge et laid, marqué par la petite vérole. Il n'avait donc certainement pas subi d'inoculation préventive. On sait que les médecins de la cour de l'impératrice Marie-Thérèse y furent longtemps opposés. Outre l'aspect ingrat de son visage il regardait peu à sa tenue vestimentaire, négligée selon la nouvelle mode d'outre-Rhin.[2]

Les Massin s'interrogent ici sur l'hypothèse d'une syphilis du musicien. Si le terme de « syphilis » existait, issu du nom du berger atteint de cette maladie décrite par Fracastor (1478-1553) dans son poème de 1530 les contemporains de Beethoven parlaient plutôt de maladie vénérienne, au singulier ou au pluriel, car la syphilis, en tant que maladie spécifique, ne fut clairement identifiée qu'à la fin du XIXe siècle, et son germe seulement découvert en 1905 par les microbiologistes allemands F.R. Schaudinn et P.E. Hoffmann. On retrouvera ce problème diagnostique pour Nietzsche (1844-1900).[3] Les Massin citent un extrait

---

[1] Ib., p. 71

[2] Massin, *op. cit.* p. 59-60

[3] Pinet, *Les philosophes, la maladie et la médecine de Hegel à Michel Foucault*, L'Harmattan, Paris, 2021, p.140-230

du vaste livre de Romain Rolland (1866-1944) sur Beethoven qui suggérerait l'hypothèse de sa syphilis.[1]

Eux-mêmes ne répondent pas à la question, mais ils font état que le médecin Joseph Bertolini qui, ami et adjoint du médecin Giovanni (ou Johann Baptist) Malfatti, conseilla Beethoven sur le plan médical de 1806 à 1816, fit une allusion discrète à ses faiblesses et aux relations sexuelles passagères qu'il se serait procurées. Malheureusement, Bertolini lors du choléra de 1831 brûla tous les papiers intimes qu'il possédait de Beethoven.[2] On ne sait la raison exacte de son geste. On a dit que, atteint du choléra, il aurait craint de favoriser la contagion. Ceci paraît fort douteux car, à cette époque, on admettait surtout une contagion aérienne et atmosphérique plutôt que par contact. On peut dès lors spéculer sur les secrets contenus dans ces papiers.

Les Massin se réfèrent aussi à l'affirmation motivée de la syphilis du musicien dans une lettre du biographe le plus complet de Beethoven, l'américain A.W. Thayer (1817-1897). Ils font aussi remarquer que Beethoven inscrivit dans un des *Cahiers de conversation* de l'année 1819 l'ouvrage du médecin français Lagneau sur les maladies vénériennes. En effet, dans une liste de choses à acheter Beethoven cite la quatrième édition de ce livre, donnant même le prix et le nom de l'éditeur Wimmer.[3] Il ne le cite

---

[1] Rolland écrit : *Des scrupules excessifs s'opposent à la divulgation de certains documents existant dans une collection de Berlin : des dessins que Beethoven aurait remis au médecin. Il s'agirait d'un mal qui remonterait aux premières années de séjour à Vienne ; et Beethoven n'en aurait pas connu lui-même exactement la nature.* (Massin, *op. cit.* p. 60 ; Rolland, *Beethoven, les grandes époques créatrices*, Albin Michel, Paris, 1966, p. 23-24)

[2] Ib., p. 23

[3] *Cahiers de conversation de Beethoven (1819-1827)*, traduits et présentés par J.-G. Prod'homme, édition révisée par N. Krafft, Buchet-Chastel, 2015, p. 25

pas dans sa correspondance. Disons quelques mots de cet auteur, dont j'ai parlé ailleurs.

Louis-Vivant Lagneau fut reçu docteur en médecine en 1803 grâce à une dissertation sur le traitement de la maladie vénérienne qui fut remarquée et qu'il transforma en livre, dont des éditions successives parurent en 1803, 1805, 1812, 1815, et en 1818 sous le titre complet *Exposé des symptômes de la maladie vénérienne, des diverses méthodes de traitement qui lui sont applicables, et des modifications qu'on doit leur faire subir selon l'âge, le sexe, le tempérament du sujet, les climats, les saisons et les maladies concomitantes*. Une sixième et dernière édition sera publiée en 1828 sous le nouveau titre *Traité pratique des maladies syphilitiques*. Les différentes éditions de ce seul ouvrage médical de l'auteur eurent un succès rapide par sa volonté d'utilité pratique et l'inclusion d'un formulaire. Cependant, Lagneau soutint à tort l'unicité de la maladie vénérienne, suivant en cela John Hunter (1728-1793).

Lagneau fut chirurgien interne de l'Hôpital des vénériens de Paris. Il entra ensuite dans la médecine militaire, où il fut reçu chirurgien-major en 1809 en Espagne dans la garde impériale. Il suivit jusqu'en 1815 vingt-deux campagnes napoléoniennes dont Waterloo. Il en conserva les souvenirs dans des notes, puis dans un recueil qui fut publié en 1913 sous le titre *Journal d'un chirurgien de la Grande Armée 1803-1815*.[1]

Solomon cite une traduction allemande de l'ouvrage de Lagneau sur les maladies vénériennes, qui fut recommandée dans l'*Intelligenzblatt* du 14 avril 1819. On

---

[1] Pour un résumé de son activité médicale et de ses campagnes voir Riaud Xavier, *Napoléon Ier et ses médecins*, collection « Médecine à travers les siècles », L'Harmattan, Paris, 2012, p. 283-288

ne sait cependant si Beethoven l'acheta vraiment, que ce soit en français ou en allemand.

Solomon a relevé les allusions de Beethoven aux prostituées dans sa correspondance avec Zmeskall. Beethoven les désignait sous le terme codé de « forteresses » (*Festungen*). Il le mettait en garde contre la débauche, les « forteresses » délabrées plutôt que celles bien conservées. Selon Solomon, Zmeskall recourait fréquemment aux prostituées et en procurait à Beethoven. Néanmoins, celui-ci aurait ressenti de la culpabilité et un certain dégoût envers cette sexualité sans union des âmes.[1]

Il relève aussi que dans un *Cahier de conversation* de 1820 Janitschek demanda à Beethoven : *Où étiez-vous allé aujourd'hui vers sept heures en chasse d'une fille [*auf dem Strich gehen*] dans le quartier près du Haarmarkt ?* [2], allusion sans ambiguïté à la prostitution selon Solomon. Beethoven avait alors cinquante ans.

Il ne serait donc pas surprenant que Beethoven ait attrapé une maladie vénérienne. La prostitution, occasionnelle sinon professionnelle, devenait endémique à Vienne. Neumayr chiffre à 10 000 le nombre de péripatéticiennes sur les 250 000 Viennois dans les années 1820, et les contrôles sanitaires n'y furent instaurés qu'à partir de 1827.

On sait que Schubert contracta la syphilis à Vienne en 1822. Trente ans avant, Mozart, qui vécut à Vienne les dix dernières années de sa vie, de 1781 à 1791, se défendait de voir des péripatéticiennes, comme il l'affirma à son père en

---

[1] Solomon Maynard, *Beethoven*, trad. de l'anglais par H. Hildenbrand, 2e éd. augmentée, 2003, p. 304

[2] Ib., p. 361 ; Cette référence, sans doute par puritanisme, a été coupée dans les *Cahiers de conversation* publiés par Prod'homme et non rétablie dans l'édition révisée de 2015.

décembre 1781, quelques mois avant son mariage.[1] C'est probablement à Vienne que Chopin attrapa une éphémère maladie vénérienne, puisqu'ayant quitté la ville le 20 juillet 1831 il en parla peu après son arrivée à Paris le 5 octobre 1831 à son ami Kumelski, à Vienne avec lui et qui l'accompagna ensuite jusqu'à Munich.[2]

Dans l'édition de 1927 de sa *Vie de Beethoven* R. Rolland rapporte que Leo Jacobsohn, médecin en chef de l'hôpital municipal de Moabit-Berlin, dans un article remarquable de la *Deutsche Medizinische Wochenschrift*, chercha à prouver que la surdité du musicien provenait de la syphilis.[3]

Ceci nous paraît très douteux car le musicien devint sourd à vingt-six ans et durant les trente années de sa vie ultérieure il aurait certainement manifesté d'autres symptômes neurologiques syphilitiques. Si, pour certains biographes, la référence au traité de Lagneau en 1819 suggère la contraction par Beethoven d'une maladie vénérienne, pour d'autres ce désir d'acquisition se

---

[1] *j'ai trop de répugnance et de dégoût, de crainte et d'appréhension des maladies et trop d'attachement à ma santé pour m'amuser avec des putains* [mich mit Hurren herum balgen]. *C'est d'ailleurs pourquoi je peux jurer n'avoir encore jamais eu de relations de cette sorte avec aucune femme.* (Mozart W.A., *Correspondance complète*, trad. de l'allemand par G. Geffray, Flammarion, 2011, p. 1102)

[2] En novembre 1831 il écrit à son ami Kumelski de Paris : *On trouve à la fois ici le plus grand luxe et la plus grande saleté, la plus grande vertu et le plus grand vice ; à tous les pas, des affiches relatives aux maladies vén...* […] *Que de demoiselles miséricordieuses ! Elles pourchassent les passants. Malgré cela, il ne manque pas de solides asdrubals. Je regrette que le souvenir de Thérèse – malgré les efforts de Bénédict qui considère ma peine comme insignifiante – m'empêche de goûter au fruit défendu. Et je connais déjà quelques cantatrices et plus encore que les chanteuses tyroliennes, celles d'ici sont désireuses du duo.* (*Correspondance de Frédéric Chopin*, trad. par B.E. Sydow, 3 volumes, *La Revue musicale*, Richard Masse, 1981, T. II, p. 15-16)

[3] Rolland Romain, *Vie de Beethoven* (1903), préface de Jean Lacoste, Bartillat, Paris, 2015, p. 100

rapporterait aux risques qu'aurait pu prendre son neveu Karl, ce qui nous semble très peu probable puisque celui-ci n'avait alors que treize ans. On ne peut exclure totalement une maladie vénérienne contractée par Beethoven à cette époque, bénigne ou même, simple hypothèse, syphilitique, car il aurait pu ne pas manifester de symptômes secondaires ou tertiaires de la syphilis durant les huit dernières années de sa vie.

Il est sûr en tout cas que Beethoven ne reçut pas de traitement mercuriel. Les analyses de ses cheveux faites entre 1996 et 2007, d'abord aux U.S.A. puis en Autriche, décrites par Michaux, ne montrèrent aucune trace de mercure, substance privilégiée dans le traitement de la syphilis à cette époque.[1]

Dans ses souvenirs Wegeler a relevé que Beethoven refusa de suivre, même sur ses instances, des leçons particulières sur le philosophe Kant (1724-1804) organisées à Vienne par plusieurs personnes, dont les médecins Göpfert, J.A. Schmidt et Hunczowsky, faisant soupçonner aux Massin une période de frivolité inhabituelle chez le musicien. Il cite aussi une lettre que Beethoven lui a adressée entre 1794 et 1796, reproduite par les Massin, où Beethoven prie son *meilleur ami*, de la même façon qu'avec Lorchen auparavant, de se réconcilier avec lui. Il se culpabilise, a honte de lui, se repentit, pour une méchanceté qu'il affirme ne pas provenir ni d'un mauvais cœur ni d'une préméditation délibérée, mais d'une impardonnable légèreté qui ne lui a pas fait voir une chose sous son jour réel. Mais comme pour la rupture de son amitié avec la future femme de Wegeler on n'en sait pas plus sur l'objet de cette discorde éphémère. Beethoven, coléreux et impulsif, se fâchait souvent avec ses amis puis se

---

[1] Michaux, *op. cit.* p. 195-197. Par ailleurs, Michaux croit que le traitement par le mercure tua plus de patients qu'il n'en guérit réellement. (Ib., p. 200)

réconciliait aussi vite. Certainement sa surdité accentua ces traits de caractère et favorisa quelques quiproquos lors de ses échanges oraux.

3/ Voyages dans les États germaniques de l'Est (Prague, Dresde, Leipzig et Berlin, Presbourg)

Au début de l'année 1796 Beethoven, accompagné d'abord de Lichnowsky, entreprit une tournée dans différentes capitales ou villes germaniques pour mieux se faire connaître et étendre sa renommée en dehors de Vienne : Prague, Leipzig, Dresde, Berlin, Presbourg (Bratislava aujourd'hui). Le 19 février à Prague il annonça à son frère Johann : *je vais bien, vraiment bien. Mon art me vaut des amis et de la considération* [...]. Il espère que le séjour de son frère Johann à Vienne lui plaira de plus en plus et ajoute : *Prends garde seulement à toute la tribu de ces coquines de femmes.*[1] Ceci laisse augurer qu'il ait pu précédemment avoir de mauvaises expériences avec des femmes légères ou prostituées, et avoir attrapé quelque maladie sexuellement transmissible.

En juin il se rendit à Berlin. Il joua à la cour de Prusse, devant le roi Frédéric-Guillaume II (1744-1797), qui avait déjà bien accueilli Mozart en 1789. Il lui dédia ses deux sonates pour piano et violoncelle, op. 5. Le roi, bon violoncelliste, lui fit cadeau d'une boite en or remplie de louis d'or. Un dictionnaire de musique français publié en 1810 colporta la rumeur absurde que Beethoven était le fils naturel de ce roi. Il passa aussi un certain temps pour appartenir à la noblesse du fait de sa particule « van ».

[1] *Les Lettres de* Beethoven, p. 26-27 ; Massin, *op. cit.* p. 64

Malgré leur invraisemblance ces faux scoops ne furent que tardivement démentis.

B. Beethoven, victime de la typhoïde (1796) ? Le début de la surdité

1/ Une maladie gastro-intestinale

Au retour de son voyage en novembre 1796 Beethoven tomba gravement malade. Le manuscrit Fischoff, extraits de documents et du journal tenu par Beethoven de 1812 à 1818 (*Carnets intimes*), contenant ses réflexions mais mal retranscrites par Gräffer du fait de son écriture difficile, fait état d'un refroidissement aigu de Beethoven qui aurait entraîné le début de sa surdité.[1] Cet épisode se situerait durant l'été 1796 alors que Beethoven faisait sa tournée dans les capitales germaniques. Le musicien a-t-il attrapé sa maladie en dehors de Vienne ?

Quelle fut exactement cette maladie ? Le coup de froid ne fut certainement qu'un facteur annexe, peut-être déterminant comme cause affaiblissant les défenses de l'organisme, mais non comme cause essentielle de la maladie, une fois celle-ci contractée. Beethoven a parlé, suite à une conversation avec Aloys Weissenbach (1766-1821), ancien chirurgien militaire installé à Salzbourg en 1804 et devenu dramaturge et écrivain, dont il fit

---

[1] *En 1796, Beethoven rentra chez lui tout en sueur pendant une chaude journée d'été, ouvrit portes et fenêtres, se déshabilla complètement jusqu'à la ceinture, et se mit à la fenêtre, dans le courant d'air, pour se rafraîchir. La suite, en fut une maladie grave, qui se porta pendant la convalescence sur les organes de l'ouïe et, à partir de cette époque, aboutit peu à peu à la surdité.* (Massin, *op. cit.* p. 66)

connaissance en septembre 1814 à Vienne,[1] d'un « terrible typhus » (*furchtbaren Typhus*) comme cause de la dégradation de son système nerveux (*Verfall seines Nervensystems*) et probablement aussi de la dégradation de son ouïe[2], ce que les Massin croient aussi. Il s'agirait plutôt de la typhoïde.[3] J'ai relaté l'histoire de ces deux maladies et de leur confusion fréquente jusqu'aux années 1840.[4] Brigitte Massin croira aussi que Schubert mourut du typhus, qui touche surtout les armées, alors que sa mort par contamination de l'eau par la salmonelle de la typhoïde est quasi certaine. On peut de plus douter du diagnostic de Weissenbach qui, en tant que chirurgien militaire, a dû voir beaucoup de cas de typhus, véritable fléau dans les armées durant les guerres napoléoniennes. Notons qu'il souffrait aussi de surdité.

Jean-Louis Michaux, dans son travail remarquable sur toutes les pathologies de Beethoven, souligne que le terme « typhus » était à l'époque un terme générique signifiant « torpeur » ou « stupeur », qui n'identifiait donc pas de

---

[1] Il mit en musique un de ses poèmes, sous forme d'une cantate *Der glorreiche Augenblick* op. 136, exécutée trois fois lors du congrès de Vienne en novembre et décembre 1814. Dans un livre célèbre sur son voyage à ce congrès publié en 1816 Weissenbach parle largement de ses rencontres avec Beethoven et, en 1819, il lui proposa de prendre son neveu Karl à Salzbourg pour s'occuper de lui sur une longue durée, suite à la perte de son tutorat de Karl.

[2] Forster Walther, *Beethovens Krankheiten und ihre Beurteilung*, Breitkopf & Härtel, Wiesbaden, 1956, p. 14-15

[3] Aujourd'hui « Typhus » en allemand signifie fièvre typhoïde et on désigne le vrai typhus par « exanthematischer Typhus » ou « Flecktyphus ». Il semble que Weissenbach nomma la maladie de Beethoven « Typhus » ou « Fleckfieber ».

[4] Pinet, *Louis Pasteur face aux médecins et aux chirurgiens*, L'Harmattan, Paris, 2023, p. 61-69

maladie particulière.[1] Il en était de même de la phtisie qui signifie « consomption ».

Toutefois, Wegeler, dans le complément (1845) de sa notice de 1838, assure que toutes les maladies et même la mort de Beethoven prirent leur origine dans sa grave maladie de 1796 qui aurait commencé par des symptômes gastro-intestinaux : *Une maladie [de l'abdomen]* (kranken Unterleib) *de mon ami fut, dès l'année 1796, le principe de ses maux, de sa surdité et enfin de l'hydropisie* (Wassersucht) *qui causa sa mort. L'interruption trop fréquente d'un régime régulier* (regelmäβigen Lebensart) *a dû certainement rendre plus pernicieuse cette cause de souffrances.*[2]

En quoi consistait ce régime irrégulier de Beethoven ? Il s'agit probablement de son non-respect des conseils de santé qu'il lui avait donnés, étant son médecin jusqu'à son départ de Vienne le 31 mai 1796 que précédait celui de Beethoven en tournée depuis le mois de février. Une trop grande consommation de boissons alcoolisées faisait peut-être aussi partie des irrégularités de régime de son ami, auquel il a certainement conseillé de ne pas en abuser. Comme nous le verrons, en attribuant l'hydropisie de Beethoven à sa maladie abdominale de 1796 il voulait certainement défendre sa mémoire. Parmi les irrégularités et les imprudences de Beethoven pour sa santé les Massin citent, d'après le témoignage de Gehrard von Breuning, le fils de Stephan, le fait que lorsqu'il s'échauffait trop en composant il s'arrosait la tête de brocs d'eau, ne se séchait pas suffisamment, et reprenait son travail ou allait se promener au grand air.[3]

Stephan von Breuning raconte, dans une lettre à Wegeler du 23 novembre 1796, l'évolution du

---

[1] Michaux, *op. cit.* p. 37

[2] Ries & Wegeler, *op. cit.* p. 202 ; Massin, *op. cit.* p. 67

[3] Massin, Id.

comportement et des amitiés de Beethoven révélant un mauvais suivi des conseils de son ami médecin : *Je ne sais pas si Lenz (le plus jeune des frères von Breuning) vous a écrit au sujet de Beethoven ; en tout cas, je vous apprends que je l'ai encore vu à Vienne, et que, d'après mon jugement encore confirmé par Lenz, son voyage, ou peut-être de nouvelles expansions d'amitié à son arrivée, l'ont rendu un peu plus constant ou plutôt plus connaisseur en hommes ; cela lui a fait connaître la rareté et la valeur de bons amis. Il a désiré, mon cher Wegeler, cent fois vous revoir, et ne regrette rien tant que de n'avoir pas suivi un grand nombre de vos conseils* (Ratschläge).[1] On ne sait pas précisément s'il s'agit de conseils de santé ou bien de recommandations dans le comportement à tenir dans ses relations humaines et sociales.

Durant l'automne 1797, ses études médicales achevées, Lorenz retourna à Bonn où il devait mourir quelques mois plus tard, le 10 avril 1798. Beethoven qui, lors de leur séparation, avait écrit sur son album le 1er octobre 1797 qu'il n'oublierait jamais le temps passé avec lui à Vienne comme à Bonn, et l'assurait d'une amitié fidèle, fut très affecté par sa mort. Dans son souvenir il le considéra toujours comme un de ses deux meilleurs amis, avec Wegeler.

2/ La famille des médecins Johann Peter Frank (1745-1821) et Joseph Frank (1771-1841)

a/ La carrière médicale de J.P. Frank

Durant l'année 1797 Beethoven ressentit une passion pour une cantatrice Christine Gerhardi, d'origine italienne. Cependant, elle épousera en août 1798 le médecin Joseph Frank, fils du célèbre Johann Peter Frank, dont nous avons

[1] Ries & Wegeler, *op. cit.* p. 209 ; Massin, *op. cit.* p. 68

déjà parlé dans notre livre sur Hufeland (1762-1836).[1] On pratiquait beaucoup la musique chez les Frank et Beethoven devint un ami de la famille. Il prendra comme médecin J.P. Frank avant l'automne 1800 jusqu'en novembre 1801, donc pendant au moins un an. Rappelons la brillante carrière de celui-ci.

Johann Peter Frank, d'origine française par son père, naquit à Rothalben en Bade le 19 mars 1745. Après avoir étudié la philosophie à Metz et la physique à Pont-à-Mousson il partit en vue de commencer ses études médicales à l'université d'Heidelberg où il fut reçu docteur en 1766. D'abord médecin de la cour du margrave de Bade, le prince-évêque de Spire (Speyer), à la mort du margrave, le nomma en 1772 son premier médecin, et médecin de la ville de Bruchsal où un hôpital fut fondé qu'on lui confia ainsi que l'enseignement médical. Il resta neuf ans au château de Bruchsal, résidence de l'évêque. Il en profita pour publier, à partir de 1779, en latin, le premier volume de son *Système complet de police médicale*, premier traité de santé publique dans lequel l'auteur préconise que l'État la prenne en charge et la légifère. Il connaîtra six tomes (1779-1819) et fut traduit en de nombreuses langues. En 1784, l'université de Göttingen l'appela comme professeur de philosophie et de police médicale, et le roi d'Angleterre et électeur d'Hanovre Georges III lui donna le titre de conseiller d'état. Cependant, pour des raisons de santé il ne demeura que deux ans à Göttingen et partit pour Pavie en 1786 où il succéda à Tissot (1728-1797) comme professeur de clinique, y demeurant jusqu'en 1795. Durant cette période il publia en 1792 quatre tomes de son *De curandis hominum morbis epitome* dont deux autres tomes parurent jusqu'en 1820 et qui furent traduits sous le titre *Traité de*

---

[1] *Christoph Wilhelm Hufeland (1762-1836) hygiéniste, professeur de médecine, et médecin à la cour du roi de Prusse*, collection « Médecine à travers les siècles », L'Harmattan, Paris, 2024

médecine-pratique en 1817 et 1820, traduction revue, corrigée et augmentée en 1842. Pavie faisait alors partie de l'empire austro-hongrois, l'unité italienne ne devant se réaliser qu'en 1861.

En 1795, l'empereur germanique Franz II (1768-1835) l'appela à Vienne pour organiser le service de santé de ses armées, et le nomma conseiller aulique, directeur général de l'hospice civil de Vienne, et professeur à l'Université. Durant cette décennie où il soigna Beethoven il fit paraître un texte sur la doctrine de John Brown en 1797 et une autobiographie en 1802.

En 1804 il quittera Vienne pour la Russie, avec son fils et sa bru.[1] Il y restera jusqu'en 1808, d'abord comme professeur de clinique à Wilna, puis comme premier médecin de l'empereur Alexandre 1er (1777-1825) et professeur de médecine pratique à l'Académie médico-chirurgicale de Saint-Pétersbourg.

Ensuite il séjourna à nouveau à Vienne où à la demande de Napoléon il consulta le maréchal Lannes, blessé à la bataille d'Essling le 22 mai 1809, amputé par D.-J. Larrey, et mort à Vienne d'infection le 31 mai. Sur sa réputation Napoléon lui aurait fait offrir par Corvisart une place prestigieuse. Frank avait déjà choisi Fribourg où il demeura un à deux ans de la fin de l'année 1809 à 1811. Il revint définitivement à Vienne en 1811 comme médecin de la cour et y mourut en avril 1821 d'une apoplexie, à 76 ans.

J.P. Frank s'occupa de la surdité de Beethoven et de sa maladie gastro-intestinale, en pratiquant une méthode stimulante, proche sans doute de celle de John Brown

[1] Selon Michaux il quitta Vienne du fait d'intrigues et d'hostilité.

(1735-1788), dont son fils fut un grand adepte. Elle ne donna aucun résultat, selon le musicien.

b/ La carrière médicale de Joseph Frank

Il débuta ses études médicales avec son père, devint l'élève favori de Blumenbach à Göttingen puis celui de Scarpa à Pavie où il acquit son titre de docteur en 1791. Il y remplaça par intérim son père comme professeur puis le rejoignit à Vienne où il fut attaché à l'Hôpital Général. En 1795 il traduisit en italien un ouvrage de 1781 généralement attribué à Brown.[1] C'est lors de cette période qu'il épousa en 1798 la cantatrice Christine Gerhardi que Beethoven avait aimée.

De 1802 à 1804 il fit un voyage d'études des établissements nosocomiaux et des écoles de médecine de Paris, des îles britanniques et des pays germaniques. En 1804 il retrouva son père en Russie à Wilna où il occupa la chaire de pathologie puis succéda à son père dans celle de médecine pratique. Il y fonda la Société de médecine, une clinique avec consultation gratuite, un comité de vaccine et une maternité puis, après sa nomination comme conseiller d'État, un institut d'enseignement médical gratuit. Il s'occupa, comme son père, de l'organisation de la médecine et de la police sanitaire. Il ne retourna à Vienne qu'en 1824 où il n'eut qu'une clientèle privée. Il termina sa vie à Côme où il mourut en 1841, à 69 ans.

Il défendit ardemment la doctrine de Brown, qui fit beaucoup d'adeptes dans l'empire germanique pendant trente ans, en gros entre 1780 et 1810, et publia notamment, à Vienne en 1803, sa *Vision de la pathologie d'après les lois théoriques de l'excitation.*[2] Dès 1799 Hufeland, hygiéniste, alors professeur à Iéna, écrivit un article contre

---

[1] Cet ouvrage *Inquiry into the State of Medecine, on the Principles of the Inductive Philosophy* était signé Robert Jones.

[2] *Grundriss der Pathologie nach den Gesetzen der Erregungstheorie.*

cette doctrine, qu'il jugeait trop simple et trop facile. Devenu professeur à Berlin, et médecin du roi de Prusse pendant trente-cinq ans, il fut froissé par la fuite de Berlin des étudiants en médecine séduits par cette doctrine, pernicieuse selon lui, dont les principaux foyers d'enseignement furent Vienne avec Joseph Frank, et Bamberg avec A.F. Marcus (1753-1816). Il fut probablement plus proche de J.P. Frank auquel il dédia son livre sur la force vitale (*Lebenskraft*) en 1795. De plus, celui-ci le recommanda pour lui succéder à Pavie après la parution de son fameux traité d'hygiène de 1796.

Cependant, il est probable que Joseph Frank influença son père, car nous allons voir que ce dernier divisa aussi les maladies en sthéniques et asthéniques. On comprend en tout cas pourquoi, à Vienne, on se servait beaucoup de remèdes stimulants, comme le vin, peut-être même les spiritueux, et l'opium, et qu'on pratiqua cette méthode sur Beethoven. Brown, lui-même bon buveur, serait mort d'une apoplexie après la prise d'une forte dose d'opium qu'il prenait habituellement à son coucher. Il n'avait que 52 ou 53 ans.

c/ Quelques aperçus pratiques de J.P. Frank sur les pathologies des intestins et de l'oreille

Dans son grand ouvrage de médecine pratique J.P. Frank inclut les pathologies de l'oreille et les coliques dans l'ordre III des douleurs de la septième classe constituée par les névroses. Dans cet ordre figurent sept genres dont l'otalgie (genre IV) et les coliques (genre VI).

On mesure l'influence de la doctrine de Brown car il déclare se différencier des auteurs qui classent la colique, comme cause générale, en sanguine, inflammatoire, flatulente, spasmodique ou nerveuse. Il veut simplement la caractériser comme hypersthénique ou asthénique. La colique hypersthénique est, selon lui, plus facile à guérir que l'asthénique. Quand elles dépendent d'une affection générale elles peuvent se convertir l'une dans l'autre, car elles diffèrent peu et guérissent de la même manière, les moyens étant simplement plus doux pour traiter la forme hypersthénique, par exemple par des saignées moins abondantes. Dans la forme asthénique il emploie avec prudence la méthode, excitante mais pas trop irritante, des sangsues ou divers lavements, parfois sans saignées. Il l'utilisa pour Beethoven.

Il termine par la colique qui prend un caractère chronique en revenant fréquemment, qu'il croit liée à une débilité de l'intestin sans lésion locale et pour laquelle l'alun à fortes doses peut être utile du fait, selon Cullen, que les astringents à doses un peu fortes tiennent lieu de purgatifs.[1]

Il distingue l'otalgie de la même façon en locale et en générale, sthénique et asthénique. À propos de la surdité il remarque qu'elle se transmet souvent par hérédité. Il distingue cinq maladies de l'ouïe dont le siège est dans l'oreille dont seules celle du conduit auditif externe et celle de la trompe d'Eustache sont curables, les autres, qui concernent l'oreille interne, n'étant pas assez connues. Il énumère toutes les causes des trois morbidités de l'oreille interne. Il rapporte un cas remarquable observé par Valsalva où la destruction de tous les osselets de l'oreille hormis la base de l'étrier n'avait entraîné qu'une dureté de l'ouïe. Il remarque que le tintouin (acouphènes) et les bourdonnements peuvent être produits sympathiquement par la faiblesse de l'estomac, les vents et les spasmes

[1] Frank J.P., *Traité de médecine pratique* (1792-1820), trad. du latin par J.-M.-C. Goudareau, Paris, Baillière, 2 tomes, 1842, T. II, p. 583-596

abdominaux. La sympathie entre organes était souvent invoquée par les auteurs.

Les surdités de naissance, héréditaire, ou invétérée (telle celle de Beethoven) lui paraissent presque incurables.

Concernant les traitements de la surdité provenant des organes auditifs, les instillations huileuses, qu'il a tentées chez Beethoven, lui semblent utiles dans les cas de rigidité de la membrane tympanique. À propos du traitement de la surdité par le galvanisme, que Beethoven essaiera, il juge qu'au début il soulage souvent, mais que le mal s'avançant y devient plus rebelle, comme on l'a constaté à l'Institut viennois des sourds, ainsi qu'en témoigne Volta sur un grand nombre de cas. Pour sa part il n'a jamais vu de guérison de surdité par le galvanisme. Il reproduit une formule comprenant cinq composants, dont l'huile d'amandes douces et le camphre, qui lui a quelquefois réussi dans la surdité par faiblesse.

Dans les cas d'une otalgie ou d'une surdité dues à une affection générale il prône de la combattre par les débilitants quand hypersthénique, et par les excitants quand asthénique. Par exemple, le tintouin ou la surdité provoqués par le typhus (affection soupçonnée dans le cas de Beethoven) guériront, selon lui, par les excitants, surtout internes et, quelquefois, appliqués dans l'oreille.

Quand la surdité paraît incurable, on recourt en dernier lieu aux cornets acoustiques, néanmoins sans effet si la paralysie de l'oreille interne est complète.[1]

d/ Le tabac excitant moral selon Joseph Frank

Beethoven fumait la pipe et son ami Karl Peters, conseiller à la cour, précepteur des enfants du prince F.J. Lobkowitz et qui fut cotuteur de son neveu Karl de 1820 à 1825, écrira dans un cahier de conversation de

[1] Ib., T. II, p. 568-578

1820 : *Frank* (probablement Joseph) *se félicite que le tabac vous rende heureux ; il fera une autre livraison.*[1]

Hufeland, hygiéniste, notera aussi le plaisir dont jouissaient ceux qui fumaient ou prisaient le tabac, mais il dénonçait cette pratique par les symptômes et l'addiction qu'elle induisait, et voulait en avertir la jeune génération. Il admettait les bénéfices du vin, mais le recommandait plutôt les jours de fête et non quotidiennement. Il condamna aussi l'usage de plus en plus répandu chez le peuple des spiritueux. Il fit de l'opium un de ses remèdes principaux, mais en l'usant selon des indications très précises et prudentes.

3/ Le début de la surdité (1796)

Bonaparte, après ses victoires contre l'Autriche, avait conclu un armistice le 7 avril 1797 et des préliminaires de paix le 18 avril à Leoben, puis le traité de paix de Campo-Formio le 18 octobre suivant. Bernadotte s'installa à Vienne comme ambassadeur de France du 8 février au 13 avril 1798. Invitant Beethoven dans ses salons il lui aurait suggéré d'écrire une symphonie en l'honneur de Bonaparte et de la République française. Ce sera la future *Symphonie Héroïque* qui verra entièrement le jour six ans plus tard après que Beethoven ait rayé rageusement le nom de son dédicataire initial, *Buonaparte*, quand Ries lui annonça son couronnement comme empereur en 1804.

L'anglais Barry Cooper récuse le rôle de Bernadotte.[2] La lettre de Beethoven à Charles XIV du 1er mars 1823 le confirme puisque le compositeur y rapporte n'être pas de ceux qui l'ont connu personnellement. Il se dit marqué par

---

[1] *Cahiers de conversation, op. cit.* p. 77

[2] Cooper B., Coldicott A.-L., Marston N. et Drabkin W., *Dictionnaire Beethoven*, sous la direction de B. Cooper, trad. par Dennis Collins, JCLattès, 1991, p. 70

l'intérêt qu'il prit alors à ses médiocres talents, et lui exprime son admiration pour sa carrière et ses exploits.[1]

À la fin de l'année 1798 Beethoven fit connaissance avec Karl Amenda (1771-1836), précepteur des enfants du prince F.J. Lobkowitz et violoniste. Il en deviendra un ami très intime, au point que certains biographes lui ont prêté une homosexualité effective ou latente, ce que les Massin écartent, et ce dont doutent les psychiatres Porot et Miermont qui ont évoqué spécialement la question.[2] Certains biographes modernes ont quelquefois conjecturé des relations homosexuelles de la part de jeunes hommes célèbres, comme par exemple Franz Schubert ou Louis Pasteur, en transformant des passions amicales intimes en homosexualité méconnue, ou même de la part d'adultes, par exemple Nietzsche ou Descartes. Mais, pour beaucoup, l'éducation de leur époque s'y opposait et de telles relations auraient suscité d'emblée des scandales, comme on en a des exemples. Certains novices en érotisme n'imaginaient sans doute même pas de tels rapports.

Amenda avait fait trois années de théologie à Iéna car il se destinait au pastorat. Il arriva à Vienne au printemps 1798. Il aurait fait lire à Beethoven Platon et Kant[3]. Beethoven lui offrit la première version de son premier quatuor op. 18 n°1, durant l'été 1799, au moment de son

---

[1] Il marque aussi son intérêt pour le fils de Charles XIV, le prince héréditaire, dont on l'a informé de son talent pour la musique. Ce prince succédera à Charles XIV sous le nom d'Oscar 1er (1799-1859).

[2] Porot et Miermont, *Beethoven et les malentendus. Étude médico-psychologique.* Laboratoires Ciba-Geigy, Rueil-Malmaison, 1986, p. 234-236

[3] Dans un des *Cahiers de conversation* de 1820 Beethoven cite Kant : *La loi morale en nous et le Ciel étoilé au-dessus de nous ! Kant !!!* (Rolland, *Beethoven, les grandes époques créatrices*, p. 841, reproduit dans *Carnets intimes*, p. 55)

retour dans son pays natal, la Courlande, où il devint pasteur.

Le 2 avril 1800 Beethoven donna sa première « académie » musicale, c'est-à-dire un concert à son profit, qui comprenait, outre une symphonie de Mozart et un air de la *Création* de Haydn, plusieurs de ses compositions en l'occurrence un concerto pour piano-forte, un septuor, une nouvelle symphonie, et une improvisation de son cru. Un second concert, le 18 avril, eut autant de succès. De plus, le prince Lichnowsky lui accorda une rente annuelle de 600 florins qui, outre la bonne vente de ses œuvres, le délivra de l'obsession du gagne-pain, comme il le racontera à son ami Amenda.

À la fin de l'année 1800 il souffrit d'effroyables diarrhées. A-t-il contracté une nouvelle typhoïde ? Il est en tout cas de plus en plus inquiet par l'aggravation de sa surdité.

Beethoven prendra comme élève au printemps 1801 Karl Czerny (1791-1857) qui deviendra son disciple. Celui-ci remarqua à sa première visite qu'il portait *du coton dans les oreilles, qui semblait humide d'un liquide jaunâtre.*[1] Il souffrait en effet d'atroces acouphènes, terme inventé par M.-E. Gellé (1834-1923) en 1881 pour désigner une sensation auditive ne résultant pas d'une excitation extérieure de l'oreille.[2]

Ce printemps-là aussi Stephan von Breuning se fixa définitivement à Vienne. Seul de la fratrie à y vivre il fréquentera beaucoup Beethoven, bien qu'une rupture interrompît leur amitié pendant une dizaine d'années. Ses

---

[1] Massin, *op. cit.* p. 96. Dans une note de 1811 de ses *Carnets intimes* (son journal) Beethoven écrit : *Du coton dans les oreilles pendant que je suis au piano apaise le bruissement pénible de mon ouïe malade.* (*op. cit.* p. 14)

[2] Guerrier Y. et Mounier-Kuhn P., *Histoire des maladies de l'oreille, du nez et de la gorge*, Roger Dacosta, Paris, 1980, p. 113

maux d'oreille s'aggravant, Beethoven, pensant qu'ils nécessitaient peut-être une opération, alla consulter au début du mois de juin 1801 Gerhard von Vering (1755-1823). Celui-ci le soignera jusqu'en novembre seulement, Beethoven décidant alors de changer de médecin. Stephan von Breuning, en avril 1808, épousera sa fille, Julie Vering, qui mourra onze mois après leur mariage à moins de vingt ans. Beethoven exprimera son inquiétude peu après envers l'état de santé de son ami qu'il trouva fébrile, spasmodique, exalté, d'une terrible irritabilité, et coléreux. Il chargera Gleichenstein de le distraire.

Gerhard von Vering servit d'abord dans l'armée et fit de grands voyages scientifiques, dans les pays germaniques, en France et en Angleterre. Il fut reçu docteur en 1788 à Vienne et occupa le poste de médecin en chef de l'armée en Basse-Autriche pendant trente-cinq ans. En 1801 il publia un traité sur les blessures pénétrantes de la poitrine. Il eut un fils médecin, le chevalier Josef von Vering, qui consulta Schubert quelques jours avant sa mort de la typhoïde en 1828.

C. La maladie auditive ; état mélancolique (1798 - 1801)

1/ Une vie sociale restreinte par la perte auditive

Du fait de ses troubles auditifs, d'une communication plus difficile qui en découlait, Beethoven s'efforça de restreindre sa vie en société pour ne pas faire apparaître son mal, censé réduire ses capacités musicales et l'échange oral au cours de ses leçons. Il y gagna cependant plus de temps pour la composition, nullement altérée par son déficit.

Il ne put masquer longtemps ses troubles auditifs et sa surdité. En juin et juillet 1801, il informa ses deux meilleurs amis, Wegeler et Amenda, de sa détresse.

a/ Lettres à Wegeler (29 juin et 11 novembre 1801) ; les soins de J.P. Frank, de G. Vering et de J.A. Schmidt

Le 29 juin, certainement de l'année 1801, Beethoven écrivit une longue lettre à son grand ami, Wegeler, plus âgé et à l'amitié plus ancienne que celle avec Amenda. Elle intéresse la médecine, Wegeler étant médecin. Il répondait à une lettre de celui-ci, pour s'excuser de sa négligence, mais non de l'oubli, de lui et de ses amis de jeunesse [les Breuning]. Il semble faire allusion à la situation de leur patrie conquise par les Français : *Et si le bien-être s'est légèrement accru dans notre pays, mon art devra s'y exercer uniquement en faveur des pauvres.*

En ce qui le concerne il lui parle d'abord de sa bonne situation matérielle : *Tu veux des nouvelles de ma situation actuelle. Eh bien ! Sache qu'elle n'est pas du tout si mauvaise. Depuis l'an dernier Lichnowsky lequel, si incroyable que te semble ce que je te dis là, fut toujours et reste mon ami le plus chaud (il y eut bien aussi quelques petites dissonances entre nous, et n'est-ce pas justement ce qui a renforcé notre amitié ?) m'a alloué une somme fixe de 600 Gulden à laquelle je peux puiser tant que je n'aurai pas trouvé de situation qui me convienne. Mes compositions me rapportent gros, et je peux dire que j'ai même plus de commandes qu'il me serait presque possible d'en satisfaire. J'ai aussi pour chacun de mes ouvrages six ou sept éditeurs, voire davantage encore si je voulais m'en donner la peine : il n'y a plus d'accords à établir avec moi, j'exige et l'on paie. Joli plaisir, comme tu vois.*[1]

On voit que sa situation économique n'a rien à voir avec celle antérieure de Mozart, beaucoup plus dépendant de ses créanciers et des éditeurs, ni avec celle que vivra Schubert, plutôt indigent et sans grand succès auprès de ceux-ci.

Beethoven poursuit sa lettre par ses problèmes de santé, ses rapports avec les médecins et les traitements qu'il a commencés à subir : *Mais voilà : le démon de l'envie, ma mauvaise santé, a réussi à me damer le pion : depuis trois ans mon ouïe est devenue de plus en plus faible. L'origine de cette maladie pourrait bien être attribuée à mon abdomen, qui, tu le sais, se trouvait dans un état déplorable* (und zu diesem Gebrechen soll mein Unterlieb, der schon damals, wie du weiβt, elend war) *même avant de quitter Bonn et à Vienne est devenu pire, car j'ai été pris constamment de diarrhée* (Durchfall) *et par suite réduit à un état de faiblesse extrême. Frank voulait* remettre en place *mon intestin au moyen de remèdes fortifiants, et mon ouïe* [...] *avec de l'huile d'amandes. Bernique* ! *Pas le moindre changement, l'ouïe a continué d'empirer et mon abdomen de se comporter de la même façon. Cela a duré jusqu'à l'automne passé où j'étais au désespoir. Un docteur asinus me conseilla alors des bains froids dans la condition où j'étais ; un autre docteur, plus judicieux, des bains tièdes ordinaires du Danube*[2] *; miracle : mon ventre s'en est trouvé mieux, mon ouïe est restée ce qu'elle était ou devenue encore pire. Cet hiver fut pour moi une vraie calamité ; je souffrais de coliques vraiment affreuses*

[1] *Les Lettres de Beethoven*, p. 66 ; Massin, *op. cit.* p. 101

[2] Sur les bains à cette époque voir notre ouvrage sur Hufeland, qui condamnait les bains froids et recommandait les bains tièdes. (Pinet, *Christoph Wilhelm Hufeland (1762-1836) hygiéniste, professeur de médecine, et médecin à la cour du roi de Prusse,* collection « Médecine à travers les siècles », L'Harmattan, Paris, 2024, p. 52-53, 63-65, 95-96)

[wirklich schreckliche Koliken] *et je retombai tout à fait dans l'état antérieur, et cela a duré jusqu'à il y a environ quatre semaines, où je suis allé chez* Vering, *pensant que cet état exigeait aussi l'intervention d'un chirurgien, et du reste j'avais toujours eu confiance en lui. Or il a presque arrêté complètement cette forte diarrhée ; il m'ordonna les bains tièdes du Danube, auxquels je devais chaque fois ajouter un flacon de reconstituant ; ne me donna aucun médicament sauf il y a environ quatre jours des pilules pour l'estomac et une infusion pour mon oreille, et à la suite de cela je puis dire que je me sens plus fort et vais mieux ; seules mes oreilles continuent à siffler et à bourdonner jour et nuit.*[1]

Il décrit ensuite ses symptômes auditifs et ses conséquences sur sa vie ordinaire et sociale : *Je dois avouer que je mène une vie misérable. Depuis près de deux ans j'évite tous les rapports sociaux, puisqu'il m'est impossible de dire à mes interlocuteurs : Je suis sourd. Si j'exerçais du moins une autre profession, je pourrais surmonter cet inconvénient ; mais, dans mon cas, c'est une situation terrible ; en outre mes ennemis, dont le nombre n'est pas restreint, que diraient-ils s'ils le savaient ? – Pour te donner une idée de cette étrange forme de surdité, je te dirai qu'au théâtre je dois me tenir tout près de l'orchestre pour comprendre ce que dit l'acteur. Les tons hauts des instruments, des voix, dès que je suis un peu éloigné je ne les entends plus ; en parlant, chose étonnante, il y a des gens qui ne s'en aperçoivent pas ; comme la plupart du temps j'étais distrait, on me tient pour tel. Parfois aussi, quand celui qui parle s'exprime à voix basse, j'entends bien les sons mais non les paroles, et pourtant je ne peux supporter qu'une personne crie. Ce qu'il en sera un jour, le Ciel le sait.* Vering dit qu'il y aura une amélioration certaine de mon ouïe à défaut de guérison. - *J'ai plus d'une fois déjà*

---

[1] *Les Lettres de Beethoven*, p. 67 ; Massin, *op. cit.* p. 101-102

maudit le Créateur et mon existence ; Plutarque *m'a amené* à la résignation. *Je veux d'autre part, si possible, braver le sort, dût-il y avoir dans ma vie des moments où je serai la créature de Dieu la plus infortunée. - Je t'en prie, ne parle à personne de mon état, même pas à* Lorchen *; c'est un secret que je te confie ; j'aimerais mieux que tu correspondes à ce sujet avec* Vering *directement par écrit. Si mon état persiste, j'irai te voir au printemps prochain.*[1]

Il fait ensuite l'éloge de Stephan von Breuning qu'il dit voir tous les jours et qu'il espère faire venir chez lui : *J'ai maintenant une très belle demeure qui donne sur le bastion, ce qui est un grand avantage pour ma santé. Je crois bien que je parviendrai à obtenir que B[reuning] vienne habiter chez moi.*[2]

Il termine en renouvelant son affection pour lui et les Breuning. Il l'engage à lui écrire des lettres plus souvent, auxquelles il tâchera de répondre quelquefois.

Le 16 novembre de la même année, il répondit à une autre lettre de Wegeler qui s'interrogeait sur sa santé et sur les remèdes qu'il utilisait : *Depuis quelques mois Vering ne cesse de m'appliquer sur les deux bras* des vésicatoires *constitués, comme tu le sais, d'une certaine écorce.*[3] *– Il s'agit là d'une cure extrêmement désagréable, pendant laquelle je suis quelques jours privé du libre usage de mes bras (jusqu'à ce que l'écorce ait donné suffisamment), sans parler de la souffrance. Mais il est bien vrai, je ne puis en disconvenir, que les sifflements et les bourdonnements se sont un peu atténués, surtout dans l'oreille gauche, par laquelle ma surdité a d'ailleurs commencé. Mais ma faculté acoustique ne s'est assurément améliorée en rien ; je n'ose préciser si elle n'est pas plutôt devenue pire. - Mon*

---

[1] Ib., p. 67-68 ; Massin, *op. cit.* p. 102

[2] Ib., p. 69 ; Massin, Id.

[3] Wegeler dit dans sa notice qu'il s'agissait d'écorce de *daphne mezereum*.

*abdomen va mieux et, surtout quand je reviens pendant quelques jours aux bains d'eau tiède, je m'en trouve alors assez bien durant huit ou même dix jours ; je prends très rarement un peu de fortifiant pour l'estomac ; et jamais plus d'une dose. Suivant tes conseils je commence à pratiquer l'application d'*herbes sur le ventre. – *Vering ne veut pas entendre parler de mes douches ; mais en général je suis très mécontent de lui ; il a trop peu de soin et d'attention pour une maladie de ce genre ; si je n'allais pas chez lui, et je ne le fais pas sans fatigue, je ne le verrais jamais.*[1]

Il avertit alors Wegeler de son intention de changer à nouveau de médecin. Il pense à un ami de celui-ci, professeur à la faculté de médecine de Vienne, Johann Adam Schmidt : *Que penses-tu de Schmidt ? À vrai dire je ne change pas volontiers mon médecin, mais il me semble que V[ering] est trop praticien pour acquérir par la lecture beaucoup d'idées neuves – S[chmidt] me semble être en cela un tout autre homme et peut-être ne serait-il même pas si négligent – On dit merveilles du* galvanisme *; quel est ton avis ? - Un médecin m'a dit qu'il a vu* à Berlin *un enfant sourd-muet de naissance réacquérir l'ouïe et un homme qui de même était sourd pendant sept ans aurait lui aussi retrouvé l'ouïe – J'entends dire également que* ton Schmidt *tente ici des expériences avec le galvanisme.*[2]

Il lui raconte ensuite à nouveau son repli sur soi pendant deux ans dû à sa faiblesse auditive, néanmoins atténué grâce à un nouvel amour, partagé selon lui : *Voilà que je retrouve plus de plaisir à vivre, depuis que je fréquente davantage la société. Tu auras peine à croire quelle existence désolée, mélancolique j'ai menée depuis deux ans : la faiblesse de mon ouïe m'a fait l'effet partout d'un spectre et je fuyais – le monde. Je devais paraître misanthrope et je suis bien loin*

---

[1] Ib., p. 74-75 ; Massin, *op. cit.* p. 103-104

[2] Ib., p. 75 ; Massin, *op. cit.* p. 104

de l'être. Celle qui accomplit cette métamorphose est une aimable, une charmante jeune fille qui m'aime et que j'aime. Après deux ans il y a de nouveau quelques instants de bonheur et pour la première fois je sens que - le mariage pourrait me rendre heureux. Hélas ! elle n'est pas de mon rang [...][1]

D'après les biographes ce nouvel amour serait Giulietta Guicciardi (1784-1856), fille du comte italien Guicciardi, née à Trieste alors autrichienne, arrivée à Vienne en juin 1800. Elle n'avait donc pas encore dix-huit ans lors de cette lettre. Beethoven a probablement commencé à lui donner des leçons à l'automne 1800. La liaison durera quelques mois, à peu près du printemps à l'automne 1801. Les Massin jugent qu'elle se comporta envers lui en prostituée. Elle se maria en novembre 1803 avec le comte Robert von Gallenberg. Les relations de Beethoven avec Giulietta allèrent probablement assez loin puisqu'il dira, dans un *Cahier de conversation* de 1823, qu'à l'époque de sa rivalité avec le comte celui-ci fut davantage son amant et lui son époux.[2]

Cependant, Beethoven assure ne pouvoir se marier maintenant car une rude besogne l'attend. Il a conscience que son plus grand épanouissement consiste à cultiver et à produire son art. Délivré de son mal il étreindrait le monde :

N'était mon ouïe, j'aurais déjà depuis longtemps parcouru la moitié du monde, et je dois le faire. Il sent que sa destinée est grande, mais qu'il doit combattre la fatalité de son mal par le travail : *n'ai-je pas toujours été un peu souffrant ? Ma force physique depuis quelque temps s'accroît plus que*

[1] Ib., p. 75-76 ; Massin, Id.

[2] Beethoven écrivit textuellement, en français pour préserver la confidence : *J'étois bien aimé d'elle et plus que jamais son époux. Il était pourtant plutôt son amant que moi* [...] (*Cahiers de conversation, op. cit.* p. 192)

jamais et il en est ainsi de mes facultés mentales. Tous les jours je me rapproche davantage du but, que je sens mais ne peux décrire. C'est en cela seulement que ton Beethoven peut vivre. Pas question de repos – Je n'en connais point d'autre que le sommeil, et il m'est assez pénible de constater que je dois maintenant m'y livrer plus longtemps qu'autrefois.[1]

Désespéré de sa surdité il se préoccupe aussi de la santé de son ami Stephan von Breuning, de son existence trop isolée, de son épuisement, trouvant la vie à Vienne trop harassante pour sa santé. Il enjoint Wegeler de lui recommander plus de repos et de calme. On ne sait à quoi tient cette fragilité de sa santé, mais il mourra assez jeune à 52 ans, deux mois après Beethoven.

b/ Johann Adam Schmidt (1759-1809)

Disons quelques mots de J.A. Schmidt, qui aura sa confiance jusqu'à sa mort survenue en février 1809, soit pendant sept ans. Il lui dédia son *Septuor* op. 38 en 1802, et un arrangement du *Septuor* op. 20, septuor dédié à l'impératrice Marie-Thérèse (1772-1807), seconde épouse de Franz I.

Schmidt naquit près de Wurtzbourg (Würzburg) où il fit des études chirurgicales sous le Pr Siebold. En 1779 il suivit son régiment en garnison à Vienne où il s'adonna à la médecine. Au service de la médecine militaire pendant cinq à six ans il fut nommé professeur extraordinaire d'anatomie et de chirurgie au *Josephinum*, l'école militaire de médecine à Vienne. Il apprit l'ophtalmologie auprès de Joseph Barth (1745-1818), oculiste de Joseph II qui prenait sa retraite. En 1795 il devint professeur ordinaire, puis succéda en 1798 à la chaire de son ami chirurgien impérial Hunczowsky (1752-1798) avec lequel il avait publié plusieurs travaux. Il enseigna donc pendant ses quinze

---

[1] *Les Lettres de Beethoven*, p. 76 ; Massin, Id.

dernières années tout en pratiquant dans les camps. Il fut réputé comme professeur et praticien, surtout en ophtalmologie et en syphilographie.

c/ Lettre à Amenda (1er juillet 1801)

Dans cette lettre[1] Beethoven parle longuement à Amenda de sa surdité : *Que de fois j'ai souhaité que tu fusses auprès de moi, car ton B[eethoven] est très malheureux de vivre en dissension avec la Nature et le Créateur. Plus d'une fois j'ai déjà maudit ce dernier d'avoir exposé Ses créatures à la merci du moindre accident, si bien que la plus belle fleur aussi en est réduite souvent à dépérir ou être écrasée. Sache, mon ami, que la partie la plus précieuse de moi-même,* mon ouïe, *a beaucoup baissé. Naguère déjà, quand tu étais encore chez moi, j'en ressentais les premiers symptômes et je n'en ai rien dit. A présent le mal ne fait que s'aggraver. Peut-on encore y remédier ? C'est ce que l'on verra, tout dépend des conditions de mon abdomen. En ce qui le concerne, je suis presque tout à fait rétabli. Ah, si l'ouïe pouvait aussi s'améliorer ! Mais j'ai de la peine à le croire, car ces maladies-là sont les plus incurables. Quelle triste vie sera la mienne désormais, devoir me passer de tout ce que j'aime et qui m'est cher, et en outre vivre parmi des hommes aussi misérables, aussi égoïstes que Zmeskall, Schupanzigh et leurs pareils.*[2]

Il estime qu'entre tous le plus constant pour lui est Lichnowsky, qui lui a alloué 600 Gulden depuis l'an

[1] Peu avant Beethoven avait adressé une courte missive à Amenda, qui se plaignait qu'il l'oubliait, pour l'assurer de la permanence de ses souvenirs de lui, le meilleur des hommes et un des trois ayant joui de toute son affection (avec Lorenz et probablement Stephan von Breuning). Il l'avertissait qu'il recevrait bientôt une longue lettre sur sa situation actuelle.

[2] Ib., p. 71-72 (le premier éditeur de ses lettres avaient omis ces deux noms)

dernier. Il se console pour l'instant par le retour à Vienne d'un ami de jeunesse désintéressé [Stephan von Breuning] dont il lui a souvent parlé. Il continue de lui témoigner son affection et le prie de combler son désespoir au cas où il ne guérirait pas : *Oh ! que je serais heureux maintenant si j'avais mon ouïe en parfait état : je courrais chez toi, mais, dans la condition où je suis, je dois rester à distance, mes plus belles années passeront sans que je puisse réaliser ce que mon talent et ma puissance m'auraient permis de faire – Triste résignation à laquelle je suis contraint de recourir. Je tâcherai bien sûr de dominer la situation, mais est-ce possible ? Oui, Amenda, si dans six mois mon infirmité s'avère incurable, je ferai appel à toi et alors tu devras tout quitter pour venir me rejoindre. Je voyagerai alors (c'est en jouant et en composant que mon infirmité me tourmente le moins, et le plus en société). Aussi tu seras mon compagnon. Je suis persuadé que la chance ne m'abandonnera pas. A quoi ne suis-je capable de me mesurer en ce moment. Depuis ton départ j'ai composé en tout genre, à l'exception des opéras et de la musique religieuse. Tu dois être mon chaperon, ne me refuse pas cela, tu aideras ton ami à supporter ses ennuis, son infirmité. Je me suis beaucoup perfectionné dans le jeu du piano, et j'espère que ce voyage, à toi aussi, portera bonheur. Tu demeureras désormais chez moi.*[1]

Par cette lettre on mesure son extrême exigence dans l'amitié. À la différence de Zmeskall et du violoniste Schuppanzigh, dont il juge l'amitié bien insuffisante, il prend Amenda pour un aide entièrement dévoué, son compagnon musical et même de vie, sans tenir compte des désidératas de son ami, pour lui exprimer cependant son extrême attachement. Il exige aussi, en le soulignant dans sa lettre, un secret absolu : *L'histoire de mon ouïe, je te prie*

[1] Ib., p. 73

de la garder comme un grand secret et de ne la confier à personne.[1]

Leur correspondance ultérieure n'a pas été retrouvée, hormis une lettre du 12 avril 1815 où Beethoven se plaint de sa solitude dans Vienne, la cité pourtant la plus peuplée de l'empire, parce que séparé de tous ceux qu'il aime ou pourrait aimer. Dans sa lettre du 20 mars précédent Amenda lui suggérait de composer la musique sur l'opéra *Bacchus* d'un certain auteur.[2] Il est probable qu'il ne désira pas se consacrer exclusivement à Beethoven, et voulut assumer sa vocation de pasteur au service de toute la population de Courlande, son pays natal. Il y avait d'ailleurs fondé une famille assez rapidement.

2/ Mélancolie avec idées suicidaires ; Heiligenstadt (mai 1802 – octobre 1802)

Après sa rupture sentimentale Schmidt, son nouveau médecin, lui conseilla une cure de solitude et de silence dans un bourg proche de Vienne, Heiligenstadt, où il emménagea vers le début du mois de mai 1802 et resta environ six mois.

Il y créa sa *Seconde symphonie* op. 36. Il donnait encore quelques leçons. Ferdinand Ries, son élève de 1800 à 1805, venait de Vienne pour les poursuivre. Le père de ce dernier, qui avait enseigné le violon à Ludwig à Bonn, avait aidé financièrement et moralement la famille lors du décès de sa mère, et Ludwig lui en fut toujours reconnaissant. F. Ries, né à Bonn en 1784, vint à Vienne en octobre 1800 après une formation musicale à Munich. Il devint un des intimes de Beethoven et son prosélyte, et laissa des souvenirs peu avant sa mort, à la demande réitérée de Wegeler.

Stephan von Breuning avait parlé à Ries de la perte auditive de son maître. Celui-ci s'en rendit bien compte à

---

[1] Id. ; Massin, *op. cit.* p. 99-100

[2] Id., p. 565-566

Heiligenstadt, lors d'une promenade qu'il faisait régulièrement avec lui avant son cours informel. Il le raconte dans ses souvenirs : *Dès l'année 1802, Beethoven souffrait de temps en temps de ses oreilles, mais le mal avait disparu. Les commencements de sa surdité étaient pour lui une peine si sensible qu'il fallait avoir bien soin de ne pas lui laisser sentir son infirmité en parlant trop haut. S'il n'avait pas compris quelque chose, il tombait ordinairement dans une distraction profonde, habitude qui d'ailleurs lui était propre à un haut degré. Il vivait beaucoup à la campagne, et j'allais souvent l'y trouver pour prendre une leçon.* [...] *C'est dans une de ces promenades vagabondes que Beethoven me donna la première preuve frappante de la perte de son ouïe, dont Étienne de Breuning m'avait déjà parlé. Je lui fis remarquer un berger qui, dans un bois, jouait fort joliment d'une flûte en bois de sureau. Beethoven resta pendant une demi-heure sans pouvoir rien entendre et, bien que je l'assurasse à plusieurs reprises que moi non plus je n'entendais rien, ce qui n'était pas vrai du tout, il devint extraordinairement taciturne et sombre.*[1]

Beethoven ne fut évidemment pas dupe des dires de son élève, car il y fait allusion dans une longue lettre qu'il écrivit à ses frères, qu'il n'envoya jamais, retrouvée dans ses papiers après sa mort, et qu'on dénomma « Testament de Heiligenstadt ».

En effet, le silence et le bien-être de la campagne n'améliorèrent en rien sa surdité. Désespéré, affecté aussi sans doute par sa rupture avec la jeune Giulietta, du même âge que Ries, il songea au suicide, comme il l'exprime dans ce « testament » du 6 octobre 1802.

Dans celui-ci il s'en prend à tous les médecins qui l'ont soigné sauf Schmidt, son médecin actuel : [...] *réfléchissez seulement que victime depuis six ans d'un mal incurable*

[1] Ries & Wegeler, *op. cit.* p. 125-126 ; Massin, *op. cit.* p. 111-112

que des médecins incapables ont encore aggravé, déçu d'année en année dans l'espoir d'aller mieux, enfin parvenu d'un coup à la constatation d'une infirmité chronique *(dont la guérison prendra des années ou peut-être même est impossible), doué d'un tempérament d'une ardente vivacité, de bonne heure j'ai dû me tenir à l'écart, mener la vie d'un solitaire, encore que susceptible de prendre part aux distractions de la société. Même si j'ai voulu parfois me considérer supérieur à tout cela, hélas, que j'ai donc été repoussé durement par l'expérience doublement triste de mon ouïe défectueuse. Toutefois je ne réussis pas à me persuader de dire aux gens : « Parlez plus fort, criez, car je suis sourd. » Hélas ! comment eût-il été possible d'avouer la faiblesse* d'un sens *qui aurait dû être chez moi beaucoup plus développé que chez les autres, un sens que je possédais autrefois dans sa plus grande perfection* [...][1]

Il se sent extrait du monde, condamné maintenant à la solitude : *Mon malheur m'est doublement pénible, parce que l'on se méprend sur mon compte. Le délassement que l'on goûte en société à de fines conversations, à des confidences réciproques, ne peut avoir lieu pour moi. Contraint à vivre toujours seul, je ne puis fréquenter le monde que dans la mesure où l'exige la plus stricte nécessité ; je dois vivre en exilé. Quand j'aborde une société, il me vient une angoisse qui me fait bouillir, tant je redoute le danger d'être mis dans l'obligation de révéler mon état.*[2]

Il se rappelle ensuite l'épisode ayant révélé à Ries sa surdité et sa propre détresse qui l'a mené au bord du suicide : *C'est d'ailleurs ce qui eut lieu durant les six derniers mois que j'ai passés à la campagne. Mon médecin, très sensé, me conseillant de ménager autant que possible*

---

[1] *Les Lettres de Beethoven,* p. 1501-1502 ; Massin, *op. cit.* p. 112-113

[2] Ib., p. 1502 ; Massin, *op. cit.* p. 113

mon ouïe, a pour ainsi dire encouragé ma disposition naturelle du moment, quoique emporté parfois par mon esprit sociable je me sois laissé séduire : quelle humiliation cependant lorsque près de moi quelqu'un entendait au loin une flûte et moi je n'entendais rien*, ou bien quelqu'un entendait* chanter un berger*, et je n'entendais pas davantage – Pareilles expériences m'ont presque poussé au désespoir, il s'en est fallu de peu que je ne mette fin à mes jours. – C'est* mon art *seul qui m'a retenu.*[1]

Malgré son drame il veut se résoudre à la patience, la prendre pour guide jusqu'à sa mort : *J'espère que je persisterai dans ma résolution de tenir bon finalement jusqu'à ce qu'il plaise aux inexorables Parques de trancher le fil ; peut-être irai-je mieux, peut-être non, je suis maintenant résigné – Depuis ma vingt-huitième année contraint de devenir philosophe, ce n'est pas facile ; mais pour un artiste, plus difficile que pour n'importe qui* [...]

Il anticipe sa mort, prie ses frères de le réconcilier avec l'Humanité en remerciant Schmidt et Lichnowsky : *Et vous, mes frères Carl et [Johann], dès que je serai mort et si le professeur Schmidt vit encore, priez-le en mon nom de décrire ma maladie, et joignez le présent écrit à l'histoire de mon infirmité pour que du moins après mon décès le monde se réconcilie autant que possible avec moi* [...] *Je remercie tous mes amis, notamment le* prince Lichnowsky *et le* professeur Schmidt.[2]

Il prêche la vertu, et non le bonheur par l'argent, car *c'est elle qui m'a relevé dans ma misère, c'est à elle que je dois, outre qu'à mon art, de n'avoir pas terminé ma vie par le suicide* [...] Il accepte avec résignation, mais dans un esprit combatif, la mort : *c'est avec empressement que j'irais au-devant de la mort – Si elle arrive encore avant que j'aie pu développer toutes mes facultés artistiques, malgré mon*

[1] Ib., p. 1502-1503

[2] Ib., p. 1503-1504 ; Massin, *op. cit.* p. 113-114

triste sort elle viendra trop tôt, et je l'eusse volontiers souhaitée plus tardive – mais j'en serai tout de même content, ne me libérera-t-elle pas d'un état de misères à n'en plus finir ? – Viens donc, ô Mort, quand *tu voudras, j'irai courageusement à ta rencontre.*[1]

Cette invocation de la mort révèle bien son état mélancolique, nous dirions aujourd'hui son état dépressif, exacerbé par l'atteinte de son sens le plus précieux. Son désespoir atteste que pour certains malades leur qualité de vie est plus importante que la vie elle-même, puisque dans son cas la perte de son audition réduisait peu en elle-même son espérance de vie, même si elle pouvait favoriser certains accidents.

Rolland a d'ailleurs évoqué un accident qui serait arrivé à Beethoven, précisément en 1802 et qui aurait pu favoriser son exil à Heiligenstadt. Beethoven le raconta lui-même au pianiste et compositeur anglais Charles Neate, qui séjourna à Vienne de mai 1815 à février 1816 et rencontra souvent Beethoven. Celui-ci répondit à Neate qui l'exhortait à se rendre en Angleterre pour se faire soigner : *Non. J'ai eu déjà toutes sortes de conseils médicaux. Je ne serai jamais guéri. Je vais vous raconter comment j'en suis arrivé là. J'étais alors occupé à écrire un opéra* [...] *J'avais affaire à un* primo tenore *très désagréable et pénible. J'avais déjà écrit deux grands airs sur les mêmes paroles dont il n'était pas content, puis un troisième, qu'après essai, il sembla approuver et qu'il emporta avec lui. Je me mis aussitôt à l'œuvre que j'avais abandonnée pour ces airs et que j'avais à cœur de finir. Je n'étais pas au travail depuis une demi-heure que j'entendis frapper à ma porte. Je sus aussitôt que c'était mon* primo tenore. *Je bondis de ma table avec une telle violence et une telle rage qu'au moment où l'homme entra dans la pièce, je me jetai sur le plancher comme au théâtre, et je tombais sur les deux mains. Lorsque je me*

[1] Ib., p. 1504 ; Massin, *op. cit.* p. 114

relevai, je me trouvai sourd, et je le suis resté. Les médecins disent qu'il y eut lésion du nerf (der Nerf sei verletzt).[1] Neate rapporta le dialogue à Thayer. Les Massin contestent cette catastrophe supplémentaire et expliquent le désespoir du « Testament » par la simple progression de la surdité.[2]

Beethoven invoque dans un codicille du 10 octobre de son « Testament », avant son retour à Vienne, la Providence, trop dure pour lui : *l'espoir que j'avais conçu en venant ici d'obtenir du moins jusqu'à un certain point ma guérison – cet espoir doit à présent m'abandonner complètement. Comme tombent les feuilles d'automne qui sont fanées – cet espoir lui aussi pour moi s'est atrophié. A peu près tel que je suis venu ici - je m'en retourne – Le grand courage – qui m'inspira souvent au cours de ces belles journées d'été - a disparu - O providence – fait apparaître une seule fois à mes yeux un jour de* joie sans mélange – *Depuis si longtemps l'écho de la vraie joie est absent de mon cœur – Quand donc - ô Dieu – pourrai-je de nouveau le sentir dans le temple de la Nature et dans le contact avec l'humanité - Jamais plus ? – Non ! – Oh ! ce serait trop dur.*[3]

3/ Psychisme et surdité

a/ Le retentissement psychique de la surdité

Les Pr. Yves Guerrier (1917-2003) et Pierre Mounier-Kuhn (1901-1998), spécialistes O.R.L., nous ont informé du retentissement que peut avoir la surdité sur le mental d'un sujet : *Ne compromettant pas l'existence, il n'en reste cependant pas moins vrai qu'elle détermine une infirmité cruelle et pénible : supprimant en grande partie la communication humaine et la vie de relation en brisant les liens sociaux et familiaux. Le sourd s'éloigne de la société,*

---

[1] Solomon, *op. cit.* p. 179
[2] Massin, *op. cit.* p. 110-111
[3] *Les Lettres de Beethoven*, p. 1505 ; Massin, *op. cit.* p. 114

et à moins d'avoir la force de caractère d'un Bergson ou d'un Charles Maurras par exemple, il devient morose, voire hypocondriaque ; ce comportement est entretenu par le peu de charité que l'on prodigue au sourd si on le compare à l'aveugle.[1] Parmi les sourds célèbres ils citent J.-J. Rousseau, Schopenhauer, Jules Goncourt, le peintre Goya, et Charles Nicolle, prix Nobel de médecine en 1928, qui écrivit une remarquable *Lettre aux sourds*. Archimbaud cite aussi Ronsard, J. du Bellay et, comme souffrant de presbyacousie, les musiciens Fauré et Bedřich Smetana.

Bien sûr ils citent aussi Beethoven, mais n'en disent rien ici sur la cause de sa surdité. Ils relèvent surtout le changement d'attitude du musicien face à son infirmité, sa volonté de la masquer exprimée dans sa lettre à Wegeler de juin 1801, puis son acceptation de sa révélation, citant son annotation à une esquisse d'un quatuor adressée au comte Razumovsky (1752-1836), nommé ambassadeur de Russie à Vienne en 1792 et beau-frère du prince F.J. Lobkowitz : *Que ta surdité ne soit plus un mystère même pour l'art !* [2] Après avoir dédié ses six premiers quatuors pour cordes op. 18 à Lobkowitz il dédia les trois suivants op. 59 à Razumovsky.

b/ L'état psychique de Beethoven au moment de la reconnaissance de sa surdité et de son aggravation continue (1796-1801)

M. Porot (1912-1997) et J. Miermont, psychiatres, ont fait dans leur ouvrage commun sur Beethoven (1986) l'historique des travaux antérieurs sur sa psychopathologie. Nous nous en tiendrons ici à rapporter leurs interprétations

---

[1] Guerrier Y. et Mounier-Kuhn P., *op. cit.* p. 77-78

[2] Ib., p. 129

de ses lettres à Wegeler et à Amenda de 1801, et du « Testament d'Heiligenstadt ».

En 1905, Fernand Vieille a soutenu une thèse de médecine sur l'*État mental de Beethoven*. Lui, et Raymond Fontain en 1911, se sont opposés au qualificatif d'aliéné que le psychiatre italien C. Lombroso donna à Beethoven dans *L'homme de génie* (1889). Dans le « Testament » ils ne voient aucune trace de psychose dégénérative. Si Vieille reconnaît des aspects morbides du caractère de Beethoven, rapportent Porot et Miermont, il les relativise en raison de sa surdité. S'il incrimine l'influence fâcheuse de celle-ci elle reste pour lui superficielle.

En 1925, René Quenouille soutint aussi une thèse sur *Le déséquilibre mental de Beethoven*, dont le titre même dénote de la reconnaissance par son auteur d'un dérèglement mental du musicien. Il a insisté sur l'alcoolisme de son père, et a repéré dans son enfance *une susceptibilité maladive, des manières rudes, un laisser-aller de l'esprit que rien ne put modifier. Sur le plan de l'intelligence, il est frappé par la médiocrité de son instruction, ses difficultés d'expression, sa mauvaise orthographe, et, encore plus étonnant, son ignorance totale de la multiplication et de la division.*[1] Il a remarqué aussi sa forte émotivité, et sa sensibilité exquise dès l'enfance. La surdité n'aurait fait selon lui qu'amplifier certains traits préexistants de son caractère et sa tendance à se croire persécuté. Il conclut en diagnostiquant un déséquilibre entre les diverses facultés de l'intelligence, et entre celle-ci et la sensibilité. Il lui semble cependant trop facile d'expliquer le désaccord des états psychiques chez les hommes de génie par la dégénérescence.

Porot et Miermont constatent que ces trois auteurs prennent comme système de référence psychopathologique, tout en s'en démarquant, la dégénérescence, alors que pour

---

[1] Porot et Miermont, *op. cit.* p. 127

le Pr Jean Delay (1907-1987) la théorie de la dégénérescence a bien vieilli et est même devenue obsolète. Les biographes ultérieurs, Rolland, les Massin, et les auteurs anglais E. et R. Sterba[1] ont échappé à cette référence, celle des Sterba étant la psychanalyse. Tous dénient toute folie de Beethoven.

Pour leur part Porot et Miermont considèrent le musicien ni comme fou ni comme affecté d'une dégénérescence. Cependant, la lecture du « Testament d'Heiligenstadt » évoque pour Porot la notion de « paranoïa sensitive » que Kretschmer avait décrite en 1918. Ceci incita Miermont à soutenir une thèse en 1974 intitulée *Contribution à l'étude psychopathologique du caractère de Ludwig van Beethoven.*

Dans leur livre commun ils rattachent la psychopathologie de Beethoven aux concepts des auteurs allemands qui, depuis Emil Kraepelin (1856-1926), ont insisté sur le rôle des facteurs réactionnels dans la paranoïa. Ernst Kretschmer (1888-1964), en 1918, divisa celle-ci en plusieurs formes dont la forme « sensitive » qui, dans sa forme extrême, constitue le « délire de relation » avec ses trois causes : le caractère, l'évènement vécu et le milieu social qui interfèrent en proportions variées. Aux données innées se mêlent ainsi des causes extérieures et contingentes. Pour Kretschmer le « sentiment de soi » correspond à une manière d'être sthénique. Il appelle « sentiment sensitif » un sentiment de soi comportant une composante asthénique provoquant de nombreux échecs dans la vie du sujet, citant Schopenhauer, Nietzsche et

[1] Sterba Editha et Richard, *Beethoven and his nephew*, traduit en français sous le titre *Beethoven et sa famille*, Corréa, Buchet/Chastel, 1958

Hölderlin. Porot et Miermont pensent pouvoir y ajouter Beethoven.[1]

En 1915, Emil Kraepelin avait décrit comme *paranoïa des sourds* l'aboutissement des réactions psychologiques aux surdités progressives qui ressemble beaucoup, selon Porot et Miermont, à la paranoïa sensitive de Kretschmer. Ils soulignent que Beethoven rattache les modifications désagréables de son caractère à sa surdité sans aucune référence à celle-ci dans l'expression de son génie. Ils voient dans la description que fait Kraepelin des patients sourds des éléments fondamentaux pour la compréhension difficile des interactions entre la surdité et le caractère, et un condensé de celui de Beethoven.[2]

Pour notre part, les accents de désespoir romantique et d'évocation de la mort du « Testament d'Heiligenstadt » nous rappellent beaucoup ceux qu'exprimera Schubert vingt ans plus tard, en 1823, après avoir appris sa maladie vénérienne (syphilis), qu'il imagine potentiellement irréversible ou incurable et qu'il tentera de la même façon de cacher, d'autant plus qu'elle pouvait apparaître comme honteuse.[3] De même Nietzsche se découvrit une maladie oculaire grave à partir de 1873. Un épisode dépressif s'ensuivit en mars 1874. Sa cécité s'accrut ensuite beaucoup. De plus, il méconnut la gravité de sa maladie

---

[1] Porot et Miermont, *op. cit.* p. 131-132

[2] *Des idées de tristesse apparaissent, les malades deviennent anxieux, se sentent malheureux, prient... Ils pleurent, gémissent, demandent pardon, expriment des idées de suicide. Il est habituel cependant, qu'agitation et irritabilité soient liées à cet état. Les malades sont provisoirement tendus ; grincheux, chicaneurs, ils « rouspètent », et peuvent aussi devenir violents, écrire des lettres d'injures et dénoncer d'autres personnes (...). Mais ils se calment d'ordinaire, et ils sont alors tout à fait confiants, et même parfois pleins d'humour.* (Ib., p. 134)

[3] Voir Pinet, *Les musiciens, la maladie et la médecine de Guillaume de Machaut à Béla Bartók*, L'Harmattan, Paris, 2017, p. 89-94

vénérienne (syphilis acquise très probablement dès 1866), qu'il négligea, fut mal traitée, et qu'il ne dévoila en partie qu'à son internement en 1890. Ses soucis de santé entraînèrent toute sa vie des variations d'humeur fréquentes, des périodes mélancoliques alternant avec peut-être des phases d'hypomanie, qui ne sont pas nécessairement dues à des troubles bipolaires endogènes nets, mais plutôt à ses pathologies graves.[1]

Dans ces trois cas cliniques ces variations d'humeur ou ces épisodes dépressifs nous paraissent constituer des réactions normales à la constatation ou à l'annonce d'une maladie grave, handicapante ou mortelle. Il faut vivre avec, comme pourrait le dire aujourd'hui un malade du sida, ou d'un cancer au pronostic incertain.

Les lettres à Wegeler et à Amenda de 1801, ainsi que le « Testament d'Heiligenstadt » de 1802, ne paraissent en effet, à ce stade, témoigner d'aucune pathologie mentale de Beethoven, mais d'un état mélancolique qu'on appellerait aujourd'hui « dépression réactionnelle » et qu'on considérerait comme normale.

Examinons d'abord les causes de la surdité imaginées par les médecins de Beethoven et par les spécialistes jusqu'à aujourd'hui.

4/ Les hypothèses diagnostiques de la surdité

a/ Les constatations de l'autopsie

Une autopsie fut pratiquée le 27 mars 1827, le lendemain de la mort de Beethoven, par le Dr Johannes Wagner (1800-1833), qui dressa un procès-verbal en latin. Décédé prématurément sa carrière fut courte. En 1829 ou 1830 il fut nommé professeur extraordinaire d'anatomie pathologique à Vienne. À la mort de Beethoven il n'avait donc pas encore

---

[1] Pinet, *Les philosophes, la maladie et la médecine de Hegel à Michel Foucault*, L'Harmattan, Paris, 2021, p. 135-230

le titre de professeur, mais celui d'assistant. Selon Hahn, il enrichit le musée pathologique de Vienne de nombreuses pièces et fit beaucoup progresser l'anatomie pathologique.[1] Lors de l'autopsie il aurait été accompagné par Carl von Rokitansky (1804-1878).

Michaux a consacré un chapitre à la vérification anatomique par l'autopsie. Dès 1832 le procès-verbal fut traduit en allemand. Rolland a retranscrit la partie du procès-verbal allemand de l'autopsie qui concerne les organes se rapportant à la surdité, et l'a fait traduire par un spécialiste de la faculté de Strasbourg, Émile Wennagel.[2] Cependant, plus pertinent consistait à réaliser une traduction française directement du latin.

Michaux a reproduit le texte latin et relevé quelques erreurs y figurant et la différence des traductions en différentes langues, comparant en exemple celles en anglais. Il a utilisé la traduction, exemplaire selon lui, d'un professeur de langues anciennes de l'université de Louvain, P.A. Deproost. Reproduisons ici seulement la partie traitant des lésions nerveuses et artérielles :

Le cartilage de l'oreille est apparu grand et formé de manière irrégulière ; la fosse scaphoïde, j'appelle en particulier la conque de cette même fosse, était très vaste et d'une moitié plus profonde que d'habitude ; les différents angles et les sinuosités étaient relevés. Le conduit auditif externe est apparu occupé d'écailles de peau brillantes, surtout au voisinage de la membrane cachée du tympan. La trompe d'Eustache était très épaisse, sa membrane muqueuse débordait et était quelque peu rétrécie au voisinage de la partie osseuse. Les cellules visibles du

---

[1] *Dictionnaire encyclopédique des sciences médicales*, dirigé par A. Dechambre et L. Lereboullet, Masson, Asselin et Houzeau, Paris, 1889, cinquième série, Tome 3e, p. 821

[2] Rolland, *Beethoven, les grandes époques créatrices*, Albin Michel, Paris, 1966, p. 232-233

processus du grand mastoïdien qui n'était pas marqué par une incision étaient recouvertes par une membrane muqueuse vascularisée. Toute la substance de l'os pétreux, partagée par des branches visibles de vaisseaux, a montré de façon égale une même richesse de sang en particulier dans la région de la cochlée, sa membrane du limaçon apparaissant un peu plus rougie. Les nerfs de la face étaient très épais. Les nerfs auditifs, au contraire, étaient plissés et sans moelle. Les artères auditives qui les jouxtaient étaient dilatées plus que la section d'une plume de corbeau et cartilagineuses. Le nerf auditif gauche, de beaucoup plus mince, s'est présenté avec trois fines stries blanches mates, le nerf droit avec une strie blanche plus épaisse à partir de la substance beaucoup plus consistante et plus vascularisée à ce détour du quatrième ventricule.[1]

b/ Le diagnostic de labyrinthite de René Marage (1928-1929)

Le diagnostic de la maladie cause de la surdité se fonde d'abord sur les symptômes rapportés par l'auto-observation de Beethoven.

Un des premiers médecins O.R.L. français à s'être penché sur la surdité de Beethoven semble être le Dr René Marage (1859-1930) qui a publié trois articles dans les comptes rendus de l'Académie des sciences en 1928 et 1929. Il existe aussi une correspondance de ce médecin avec Rolland, dont celui-ci a retranscrit des extraits dans une longue note consacrée à la surdité de Beethoven, sous forme de chapitre, dans son ouvrage final sur le musicien.

Rolland énumère tous les diagnostics contre lesquels s'oppose, en le justifiant, Marage : 1. les otites moyennes catarrhales ou sclérеuses. 2. le typhus. 3. les refroidissements et la grippe. 4. la chute violente sur le dos, et la commotion cérébrale. 5. la syphilis. Marage écarte

[1] Michaux, *op. cit.* p. 146-147

notamment celle-ci parce que, selon lui, elle amène un genre et une évolution de la surdité absolument différents.[1] De toute façon, en trente ans, elle ne serait certainement pas restée latente.

Pour lui, il s'agit d'une labyrinthite, d'origine intestinale. Il diagnostique une entérite pseudomembraneuse ancienne et invétérée. Beethoven aurait fabriqué pendant des années des toxines qui se seraient portées sur les centres auditifs. Il étaye son diagnostic de labyrinthite par le fait que la maladie de Beethoven a commencé en 1796 par des bourdonnements, la surdité n'étant survenue qu'en 1798. Il estime qu'en 1801 le musicien avait perdu 60% de son audition, d'abord pour les consonnes dont le son dure vingt fois moins que celui des voyelles, et que sa surdité fut complète en 1816, onze ans avant sa mort.

Rolland se réjouit que les observations de Marage rejoignent les siennes, et conjecture que la vraie cause, directe et profonde, de la surdité se situe dans le cerveau. Il rapporte une réponse de Marage à une de ses lettres, reprise par les Massin, où le spécialiste pense que la surdité a été provoquée par le surmenage auditif d'une oreille hypersensible : *Les sujets, chez lesquels se développe une surdité débutant par les sons aigus, sont le plus souvent des intellectuels surmenés... Toutes les fonctions sont normales, jusqu'au moment où apparaissent les bourdonnements et la surdité. L'ouïe de Beethoven avait été remarquablement fine jusqu'alors. Un organe hypersensible sera plus facilement attaqué par la maladie... L'oreille interne et les centres auditifs de*

[1] Ib., p. 223

Beethoven, hypersensibles et soumis à un travail intensif, surmenés, se sont congestionnés...[1]

Nous mesurons combien, pour eux, la cause initiale de la surdité n'est pas primitivement organique, mais surtout l'effet d'une suractivité, le surmenage d'un organe hypersensible.

Qu'est-ce qu'une labyrinthite pour les modernes ? Il s'agit d'une otite interne touchant le labyrinthe, la partie interne de l'oreille. Elle peut être due à une infection aigüe, non évidente chez Beethoven, ou chronique, par inflammation ou infection chroniques, entraînant une surdité. Cependant, aucun syndrome infectieux ou inflammatoire, touchant les oreilles, ne semble s'être manifesté au cours de la vie du musicien.

Les spécialistes O.R.L. modernes[2] distinguent parmi les labyrinthites, les labyrinthites circonscrites, de mode subaigu ou chronique surtout d'origine cholestéatomateuse, qui provoquent surtout des vertiges, et les labyrinthites aiguës. Celles-ci peuvent être des complications d'une otite aiguë, notamment bactérienne, d'une otite chronique, essentiellement cholestéatomateuse, d'une fracture du rocher, ou encore d'une chirurgie de l'étrier.

Les labyrinthites séreuses peuvent compliquer une otite aiguë ou chronique et sont réversibles, mais elles peuvent se surinfecter et se transformer en forme suppurée avec destruction cochléo-vestibulaire nécessitant un traitement anti-infectieux urgent et hospitalier.

Les labyrinthites suppurées constituent les formes les plus graves par le risque de méningite et de destruction totale des fonctions cochléo-vestibulaires. Un traitement

---

[1] Ib., p. 224 ; Massin, *op. cit.* p. 101-102

[2] Legent F., Fleury P., Narcy P., Beauvillain C., *ORL Pathologie cervico-faciale*, 4e éd., Masson, Paris, 1996, p. 98-99

antibiotique approprié s'impose alors, associé parfois à la chirurgie.

Une labyrinthite suppurée peut se propager par le fond du conduit auditif interne aux espaces sous-arachnoïdiens ou, plus rarement, par la perméabilité de l'aqueduc du limaçon, et entraîner alors une méningite. Mais, inversement, une méningite purulente peut provoquer une labyrinthite suppurée unie ou bilatérale risquant de provoquer une surdité profonde ou totale, uni ou bilatérale.[1]

En fait, le diagnostic de labyrinthite paraît très peu probable, car toutes ses formes, ou presque toutes, s'accompagnent de vertiges, plus ou moins intenses, ce dont Beethoven ne s'est jamais plaint, et parfois de vomissements. On observe aussi quelquefois un nystagmus qu'on n'a cependant probablement pas recherché.

On ne comprend pas non plus le lien entre l'affection intestinale et la surdité consécutive que suppose Marage.

Rolland et les Massin retiennent, à partir des hypothèses diagnostiques de Marage, l'hyperactivité et le surmenage des oreilles.[2] Le couple Massin va jusqu'à parler d'accident du travail et suppose que Beethoven aurait pu se prémunir

---

[1] Je me rappelle un de mes patients de Reims, devenu complètement sourd d'un côté, suite à une méningite contractée dans l'enfance.

[2] Dans l'édition de 1927 à l'identique de sa *Vie de Beethoven* (1903), complétée simplement de notes, Rolland écrit, à propos de la surdité de Beethoven : *J'ai résumé toute la question, et j'en ai repris l'étude sur de nouvelles bases, avec le concours du Dr Marage. On y verra comment, à notre avis, la concentration exaltée et le surmenage cérébral de Beethoven ont provoqué la congestion de l'oreille interne et des centres auditifs.* (Rolland, *Vie de Beethoven* (1903), préface de Jean Lacoste, Bartillat, Paris, 2015, p. 100)

contre la surdité s'il n'avait pas vécu obsessionnellement de la musique.

c/ Les hypothèses diagnostiques de Jacques Archimbaud (1970), revues par Pierre Mounier-Kuhn, Maurice Porot et Jacques Miermont (1973 ; 1986)

Le Pr Mounier-Kuhn a fait le point sur les morbidités de Beethoven dans un article publié en commun avec le Pr de psychiatrie Porot, le doctorant de celui-ci, Miermont, et Archimbaud, en octobre 1973.[1] Ce dernier, conservateur à la bibliothèque de médecine et de pharmacie de l'université de Clermont-Ferrand, avait précédemment, à l'occasion du bicentenaire de la naissance de Beethoven en 1970, fait une bonne analyse, jointe à une bibliographie très exhaustive, en deux parties, des « maladies de Beethoven » et de « la surdité de Beethoven et son retentissement ».[2] Résumons la partie de l'article des quatre auteurs qui concerne la surdité du compositeur, rédigée par Mounier-Kuhn. Celui-ci note que la thèse médicale lyonnaise de René Apperçé (1929)[3] contenait déjà plus de cent références bibliographiques sur ce thème et que leur nombre n'a cessé d'augmenter. Outre Archimbaud il cite l'étude alors toute récente du Pr Georges Canuyt dans le *Bordeaux Médical* de mars 1973.

Il constate qu'aucun de ces travaux n'emporte la conviction du fait de la minceur du dossier. En effet, le diagnostic n'a pu se fonder que sur l'auto-observation de Beethoven lui-même, l'otologie n'étant née qu'au milieu du

---

[1] Mounier-Kuhn P., Miermont J., Porot M., Archimbaud J., *Beethoven, nouvelles contributions à la connaissance de la pathologie du grand musicien*, Lyon Méditerranée Médical, Tome IX, n°22, 20 octobre 1973, p. 1995-2010

[2] Archimbaud Jacques, « Souffrances et surdité », Lyon Méditerranée Médical, Tome VI, n°71, 30 décembre 1970, p. 59-62 et Tome VII, n°1, p. 65-74

[3] Apperçé R., *Un sourd de génie : Beethoven*, Th. Lyon, 1929

XIXe siècle. L'autopsie de Beethoven, demandée bien avant par lui-même et pratiquée dès son décès, ne contient, selon Mounier-Kuhn, absolument rien de valable sur l'état de l'oreille moyenne et interne, ni sur celui des centres nerveux auditifs. Les exhumations des restes du corps de 1863 et de 1888 n'ont rien pu révéler sur l'état de la chaîne des osselets car les os temporaux avaient mystérieusement disparu. Aucun examen anatomo-pathologique ni fonctionnel n'ayant été réalisé, seuls les symptômes cliniques peuvent suggérer des hypothèses.

Mounier-Kuhn situe le début de la surdité en 1796, donc à vingt-cinq ou vingt-six ans, et la fait évoluer jusqu'à la surdité complète en 1812, donc durant seize ans, avec de possibles, mais incertaines, rémissions ou même améliorations temporaires. Il énumère les symptômes successifs du musicien : moins bonne audition des sons aigus et des voix élevées, hyperacousie douloureuse, puis acouphènes terribles à type de bruissements et mugissements qui le mèneront au bord du suicide.

Beethoven n'avait apparemment aucune pathologie antérieure des oreilles et aucun antécédent familial. Les traitements prescrits par les médecins, peu connus, inefficaces et non spécifiques, ne laissent rien augurer des diagnostics envisagés par eux. Mounier-Kuhn relève qu'à aucun moment il n'ait fait mention de vertiges.

Il n'hésite pas à conclure à la prédominance d'une surdité de perception, cochléaire. Il n'exclut pas toutefois une participation nerveuse, comme inciteraient à le faire croire certaines données, selon lui très douteuses, de l'autopsie, reconnaissant ne pouvoir trancher la question. Il suggère une composante possible à la surdité d'un déficit de transmission, car Beethoven s'est servi tardivement d'une baguette de bois dont il tenait une extrémité entre ses dents en posant l'autre sur le piano. Cependant, il suggère que son utilité n'était peut-être pour le musicien que technique et mécanique. Il fait valoir de plus que l'inefficacité dans son cas des prothèses auditives de l'époque plaide en faveur d'une surdité de perception.

Comme cause de celle-ci il écarte d'abord une affection auditive ayant entraîné une labyrinthisation secondaire, car aucune otite antécédente n'a été signalée. Il écarte aussi certaines surdités virales telles que les oreillons ou la grippe, qui sont le plus souvent unilatérales ou à prédominance unilatérale. Il rejette l'hypothèse traumatique.

Restent pour lui les deux diagnostics possibles ayant trouvé le plus de faveur :

- la neurolabyrinthite pour laquelle plaident l'évolution progressive assez rapide et irrémédiable, la bilatéralité, et les bruits d'oreille sévères. L'absence de vertiges ne serait pas déterminante du fait de l'existence de formes purement cochléaires et non cochléo-vestibulaires. Comme causes de cette neurolabyrinthite il envisage une labyrinthosclérose pouvant aboutir à la surdité totale par dégénérescence abiotrophique (dégénérescence des éléments histologiques, notamment nerveux) de l'organe de Corti, malgré l'ignorance du facteur héréditaire.
- la syphilis, une des grandes pourvoyeuses de surdité à cette époque, et qui correspond à l'évolution clinique de Beethoven : début rapide, évolution progressive et pratiquement irrémédiable même aujourd'hui. Mounier-Kuhn emploie encore le terme périmé d'hérédosyphilis tardive, par lequel il faut entendre, comme le font Porot et Miermont, une syphilis congénitale, qui se serait développée tardivement chez Beethoven.

Sur l'hypothèse d'une contamination syphilitique de Beethoven à la fin de son adolescence Mounier-Kuhn souligne, ainsi que Porot et Miermont, l'absence de toute preuve. Cependant, ils admettent que cela résoudrait le mystère de sa surdité.

En effet, la surdité peut constituer le premier signe de la syphilis acquise. De type perceptif elle est le plus souvent bilatérale, soudaine, avec une aggravation rapide. Elle s'accompagne souvent d'acouphènes et de vertiges.

La syphilis congénitale, acquise pendant la grossesse, peut, elle, se manifester à tout âge. Elle est généralement bilatérale avec une composante de transmission. Elle présente souvent des vertiges ménéiriformes.[1] Mais ceux-ci ne figurent pas dans la symptomatologie du musicien et, d'autre part, on ne connaît aucune syphilis chez les ascendants.

Selon le Pr C.-H. Chouard la surdité de Gabriel Fauré (1845-1924), survenue vers 58 ans, serait d'origine syphilitique, ce que personne d'autre n'a attesté. Elle semble avoir influé sur son œuvre créatrice. Il juge par contre que l'origine et la gravité de la surdité de Beethoven importent peu puisque ses œuvres les plus élaborées coïncident avec l'époque de sa plus grande sévérité. Il doute que la surdité soit un réel handicap, la composition étant pour lui un acte très intellectuel et abstrait.[2]

Le diagnostic de syphilis de Beethoven nous semble devoir être rejeté, outre par défaut de preuve, par l'absence de tout symptôme qui pourrait l'évoquer pendant les trente années de sa vie succédant à sa surdité. Il n'aurait pu la contracter que beaucoup plus tard. Michaux énumère les

---

[1] Legent F., Fleury P., Narcy P., Beauvillain C., *op. cit.* p. 106

[2] Chouard Claude-Henri, *L'oreille musicienne*, nouvelle éd. revue et augmentée, Gallimard, Paris, 2009, p. 359-360

arguments des tenants du diagnostic de syphilis et ceux contraires, sans se prononcer formellement.[1]

Mounier-Kuhn évoque un troisième diagnostic, celui d'une :

- otosclérose ou otospongiose, souvent familiale. Malgré une forme cochléaire décrite il la récuse chez Beethoven par l'absence de surdité de transmission constatée, l'inefficacité des aides auditives, et la surdité le plus souvent incomplète qui accompagne cette maladie.[2]

Notons qu'Archimbaud antérieurement, après recensement de la littérature sur le sujet, avait estimé très valable cette hypothèse, sans néanmoins écarter une étiologie plus complexe. Michel Cymes, spécialiste O.R.L. et journaliste, retient ce diagnostic.[3] Selon Michaux, le rapport d'autopsie va plutôt à l'encontre de cette hypothèse.

Dans son recensement des causes possibles de la surdité de Beethoven Michaux écarte les traumatismes, l'artériosclérose vasculaire, et les suites d'une otite moyenne. Outre la syphilis et l'otospongiose il fait état d'autres propositions diagnostiques : la maladie de Paget, évoquée en 1971 mais réfutée en 1986, et la labyrinthite, du fait qu'une surdité de type neurosensorielle est corroborée par la perte précoce des tonalités de haute fréquence et de l'atrophie des nerfs auditifs.

Dans la seconde partie de l'article des quatre collaborateurs Miermont et Porot traitent des « aspects psycho-pathologiques de la personnalité de Ludwig van

---

[1] Michaux, *op. cit.* p. 151-152

[2] Michel Germain, chirurgien, dit pourtant que cette hypothèse est celle évoquée par les O.R.L. Il évoque deux autres hypothèses : une ostéosclérose liée à une infection sévère, et une dégénérescence du nerf acoustique, aggravée par l'abus d'alcool. (Germain Michel A., *Musiciens célèbres malades*, collection « Médecine à travers les siècles », L'Harmattan, Paris, 2015, p. 85)

[3] Cymes Michel, Strack Emma, Romedenne Patrice, *Complètement malades !*, Chêne, 2010, p. 24-29

Beethoven », s'intéressant notamment aux répercussions de la surdité sur sa personnalité et sa psychologie.

Les quatre auteurs décrètent finalement vaine cette recherche d'un diagnostic responsable de cette surdité étant donné la carence des examens complémentaires de l'époque.

Dans leur ouvrage postérieur de 1986 Porot et Miermont ne citent pas Marage, mais se réfèrent préférentiellement, comme Mounier-Kuhn, à la thèse d'Appercé (1929), et aux travaux de Canuyt (1973). Ils sont très sceptiques sur un diagnostic précis, sa possibilité étant faible. Ils reprennent les conclusions de Mounier-Kuhn pour la partie O.R.L.

Ils évoquent néanmoins d'autres causes. Ils trouvent fantaisistes l'origine intestinale de la maladie à laquelle crurent Beethoven et Wegeler, de même le surmenage cérébral et des centres auditifs invoqué par Rolland et Marage. On sait, par exemple, que les médecins alléguèrent le surmenage nerveux et psychique comme cause morbide principale chez Blaise Pascal. De même chez Robert Schumann et Nietzsche, alors qu'ils furent victimes des lésions neurologiques de la syphilis, méconnues jusqu'au dernier quart du XIXe siècle.

CHAPITRE III : La souffrance sublimée par l'art ; *Fidelio* (1802 – 1810)

A. Une humeur instable

Beethoven revint à Vienne vers le début du mois de novembre 1802. Il logea en janvier 1803, avec son frère Carl, dans un appartement mis à sa disposition par Schikaneder, le librettiste de *La Flûte enchantée* de Mozart, opéra qui avait obtenu un grand succès. Schikaneder, directeur du théâtre *An der Wien*, inauguré en juin 1801 et concurrent des deux théâtres impériaux, lui avait proposé de composer un opéra sur un livret écrit par lui, comme il l'avait fait pour Mozart. Cependant, le projet avorta car le livret ne plut pas à Beethoven.

Décidé à surmonter ses ennuis de santé par son art Beethoven sembla vouloir masquer différemment sa dépression en manifestant des accès de jovialité. Pour le chevalier von Seyfried (1776-1841), le chef d'orchestre du théâtre *An der Wien* et compositeur, entré alors dans son intimité, il était enjoué, de bonne humeur, heureux de vivre, aimant la plaisanterie caustique et satyrique. Il s'amusait au piano et, en jouant, se moquait de lui, qui tournait les pages de ses compositions indéchiffrables, et en riait lors de leur souper commun au restaurant.

Le 5 avril 1803, il donna à nouveau, au théâtre *An der Wien*, un grand concert avec plusieurs de ses œuvres nouvelles, dont sa *Seconde symphonie*, témoignant de sa fièvre créatrice.

Après un nouveau séjour à la campagne durant l'été, à Oberdöbling près de Heiligenstadt, on lui proposa de composer un nouvel opéra. Schikaneder avait été remplacé à la tête du théâtre *An der Wien* par Joseph Sonnleithner. Beethoven accepta et revint loger au théâtre. Sonnleithner traduisit et adapta le livret du français J.-N. Bouilly intitulé

Léonore ou l'amour conjugal, et le seul opéra de Beethoven prendra le nom de *Fidelio*.

En mai 1804 il contracta une affection aiguë, intermittente, qui s'étira sur plusieurs mois et se termina par un épisode fébrile. Ce fut le premier des cinq séjours estivaux qu'il fera à Baden entre 1804 et 1824.

Cette station thermale située à une trentaine de kilomètres au sud de Vienne est réputée pour ses quinze sources d'eaux sulfureuses dont la température naturelle est de 36°. Elle connut son âge d'or au temps où l'empereur Franz I s'y rendit chaque été de 1803 à 1834, qui couvre donc la période où s'y trouva Beethoven, et à l'époque Biedermeier (1814 - 1848) de la bourgeoisie montante viennoise. La station est aujourd'hui connue pour ses vertus contre les douleurs rhumatismales, et le renfort du métabolisme, des tissus conjonctifs et du système vasculaire. Mozart y séjourna car sa femme y fit plusieurs cures de 1789 à 1791.

De Baden Beethoven écrivit le 14 juillet à Ries qu'il était *impardonnable que mon digne frère* [Caspar Carl] *n'ait pas trouvé plus tôt le vin qui m'est si nécessaire et me fait tant de bien.*[1] Est-ce le témoignage qu'il consommait régulièrement, quotidiennement, du vin, ou est-ce pour se donner ponctuellement des forces contre sa maladie ?

Une lettre du 13 novembre 1804 de Stephan von Breuning informa Wegeler de celle-ci : *Depuis le mois de mai jusqu'au commencement de ce mois, nous avons habité dans la même maison et même, pendant les premiers jours, je l'ai pris dans ma chambre. À peine chez moi, il fut pris d'une maladie violente qui faillit mettre ses jours en danger, et enfin se changea en une fièvre intermittente tenace* (anhaltendes Wechselfieber). *Les inquiétudes et les soins m'ont alors passablement épuisé. Maintenant il est tout à fait remis. Il demeure sur le Bastion ; je demeure*

[1] *Les Lettres de Beethoven*, p. 124

dans une maison nouvellement bâtie par le prince Esterhazy devant la caserne de l'Alster ; là j'ai mon ménage, aussi il prend ses repas tous les jours chez moi.[1]

Juste avant il décrit les modifications d'humeur que la surdité a entraînées chez le musicien : *Vous ne pouvez croire, mon cher Wegeler, quelle influence indescriptible, je pourrais dire quelle horrible influence la perte de l'ouïe a eue sur lui. Pensez à ce qu'est le sentiment du malheur, avec son caractère bouillant ; de là viennent la concentration, les méfiances, souvent vis-à-vis de ses meilleurs amis ; dans bien des cas, l'impuissance à se décider. Le plus souvent, sauf dans quelques cas exceptionnels où ses premiers sentiments se montrent librement, les relations avec lui sont une véritable contrainte ; on ne peut jamais s'y abandonner à soi-même.*[2]

Il faut dire qu'il passe ici sous silence une violente dispute qu'il eut avec Beethoven en juillet 1804 à propos d'un conflit avec le propriétaire d'un des logis du musicien, dont Ries fut le témoin. Beethoven était décidé à rompre définitivement avec son ami. Il habitait alors avec lui et chercha à déménager.[3] Il quitta Vienne en juillet pour un court séjour à Baden, puis à Döbling. Quand il revint il se réconcilia rapidement avec son ami en reconnaissant ses torts et en lui offrant son portrait, une miniature coloriée sur ivoire.

En octobre il déménagea dans une maison appartenant au baron Johann von Pasqualati (1777-1830), fils de Joseph von Pasqualati (1733-1799), médecin particulier de l'impératrice Marie-Thérèse. Il y demeurera par intermittence jusqu'en 1815. Il était toujours malade, ce qui

---

[1] Ries & Wegeler, *op. cit.* p. 200-201 ; Massin, *op. cit.* p. 134

[2] Ib., p. 200 ; Massin, *op. cit.* p. 133-134

[3] Ib., p. 159-164

l'empêcha de corriger les épreuves de son concerto n°3 pour piano, ce dont il chargea Ries.

B. *Fidelio* créé sous les canons français (novembre 1805)

Après une villégiature durant l'été 1805 à Hetzendorf, non loin de Schönbrunn, les répétitions de son opéra achevé commencèrent. Au début de novembre il souffrit de *coliques, ma maladie habituelle*, dit-il.[1] La première de l'opéra eut lieu le 20 novembre. Cependant, la ville était alors occupée par les français car l'Autriche, entrée dans la troisième coalition, avait capitulé à Ulm le 20 octobre 1805, et le 13 novembre Murat, beau-frère de Napoléon, et Lannes, entraient dans Vienne. Une grande partie de l'aristocratie et de la haute bourgeoisie viennoises avaient fui la capitale, dont la cour impériale à Olmütz en Moravie. Aussi, *Fidelio* n'eut guère de succès, ne fut représenté que trois jours consécutifs en novembre et surtout devant des Français. On se rendit aussi compte que le livret était trop long et ennuyeux. On projeta donc de le raccourcir. De l'avis de Beethoven le ténor jouant le rôle de Florestan fut très mauvais, et un autre ténor, Joseph Röckel, le remplaça à la reprise de l'opéra en mars 1806.

Selon celui-ci la princesse Lichnowsky dut supplier Beethoven, en invoquant sa mère qu'il aimait tant et leur chère amitié, pour qu'il raccourcisse sa musique, ce dont il ne voulait pas entendre parler. Il craqua et céda. Röckel raconta cette scène tragique, digne du meilleur opéra, qui eut lieu en décembre. Il rapporte aussi l'impression que lui fit le physique de Beethoven lors d'une entrevue qu'il eut chez lui pour son rôle : *Beethoven était occupé à arroser d'eau froide son torse solidement bâti. Il me reçut sans la*

---

[1] *Les Lettres de Beethoven,* p. 158 ; (*Kolikschmerzen, meine gewöhnliche Krankheit*, Rolland, *Beethoven, les grandes époques créatrices*, Albin Michel, Paris, 1966, p. 224)

moindre cérémonie, et j'eus l'occasion d'admirer sa puissante musculature et sa robuste structure. En le voyant nu, on aurait pu lui prédire l'âge de Mathusalem, et il a fallu une influence nocive bien puissante pour briser si prématurément un pilier aussi solide.[1]

Le 2 décembre 1805 Napoléon écrasa les armées russes et autrichiennes à Austerlitz. Le Saint Empire romain germanique, qui avait pour capitale Vienne, fut dissous, l'empereur Franz II renonçant publiquement à son existence le 6 août 1806 et se limitant, sous le nom de Franz I (François 1er), au titre d'empereur héréditaire d'Autriche qu'il s'était donné en août 1804 peu après le couronnement de Napoléon.

Après le traité de paix de Presbourg (aujourd'hui Bratislava capitale de la Slovaquie) du 26 décembre 1805 les Viennois retournèrent dans la capitale. Ils purent alors assister aux représentations de la première version raccourcie (d'un acte sur trois) de *Leonore-Fidelio* le 29 mars 1806 puis le 10 avril, avec le plus grand succès selon Stephan von Breuning qui avait aménagé le livret, un four noir, au contraire, selon Rolland. Elles s'arrêtèrent néanmoins car l'opéra, à la différence de ceux de Mozart, n'intéressa vivement que le public cultivé et non la foule, ce qui aurait entraîné, selon Röckel, une violente dispute du gérant des deux théâtres de la Cour, le baron Peter von Braun, avec le compositeur qui retira en colère sa partition.

Élisabeth Brisson, spécialiste de Beethoven, croit fallacieux les récits de Röckel.[2] Stephan von Breuning, dans une lettre du 2 juin 1806 à Wegeler et à sa sœur mariés

[1] Massin, *op. cit.* p. 144

[2] Brisson Élisabeth, *Ludwig van Beethoven*, Fayard, Paris, 2004, p. 104-105

depuis 1802, estime Beethoven victime d'une cabale montée par ses ennemis.

C. Mélancolie de guerre et maux divers (septembre 1806 – août 1811)

1/ Éclat d'orgueil contre les nobles et les puissants

À la fin du mois d'août 1806 Beethoven partit en Silésie, à Grätz près de Troppau (aujourd'hui Opava en Tchéquie), dans un château appartenant à Lichnowsky, où il resta deux mois. Stephan von Breuning en informa Wegeler en octobre : *Beethoven est en ce moment chez le prince Lichnowsky en Silésie ; il ne reviendra que vers la fin de ce mois. Sa position actuelle n'est pas des meilleures, car, par suite des cabales de ses adversaires, son opéra [Fidelio] est rarement représenté, et conséquemment ne lui a rien rapporté. Sa disposition d'esprit est le plus souvent très-mélancolique, et, à en juger par ses lettres, le séjour à la campagne ne l'a pas égayée.*[1]

Les Massin contestent cet état mélancolique de Beethoven à cause de sa soif créatrice. Cependant, après les défaites de la Prusse contre l'armée napoléonienne à Auerstedt et à Iéna le 14 octobre 1806 la Silésie, prussienne, fut occupée par les troupes de Napoléon et le château de Lichnowsky investi par les officiers français.

Lors de ce séjour Beethoven se fâcha et rompit avec Lichnowsky qui voulait le faire jouer devant des officiers français, ce qu'il refusa, considérant Napoléon comme un futur tyran depuis son couronnement. Une rixe physique eut même lieu car le prince fit enfoncer la porte de sa chambre. Le musicien le menaça d'une chaise, et le comte Oppersdorff dut s'interposer entre eux. Beethoven s'enfuit dans la cité proche avant de regagner Vienne. Arrivé là il

---

[1] Ries & Wegeler, *op. cit.* p. 202

adressa une lettre au prince, qui la jeta avec dépit. Beethoven y manifestait son orgueil d'artiste : *Prince, ce que vous êtes, vous l'êtes par le hasard de la naissance. Ce que je suis, je le suis par moi. Des princes, il y en a et il y en aura encore des milliers. Il n'y a qu'un Beethoven.*[1]

Il reviendra cinq ans plus tard en Silésie dans le château du prince après s'être réconcilié avec lui grâce à la princesse, mais cette querelle, en quelque sorte politique, laissa à jamais des traces, notamment la perte de sa rente.

Aussi, l'année 1807 le vit quêter de nouvelles ressources financières. Le baron Ignaz von Gleichenstein (1778-1828) devint son ami et s'occupa de ses revenus. Il fut témoin à la signature du contrat qui lia Beethoven à l'éditeur londonien Clementi en avril 1807.

2/ Migraine et panaris (juin 1807)

Le 13 juin, à Baden, dans une lettre au baron, Beethoven se dit très malade depuis la veille, sujet à une nouvelle et terrible migraine. Il se sentait si mal qu'il ne pouvait écrire. Schmidt établit un diagnostic et lui ordonna alors de quitter Baden. Il y serait cependant encore resté tout le mois de juillet, période où Joséphine y séjourna avec ses enfants, et jusqu'au 10 août. Schmidt l'incita à marcher vaillamment, à dormir, à travailler peu, à bien manger et à consommer avec sobriété les spiritueux.

Gleichenstein avait déjà fait connaître la famille Malfatti à Beethoven, qui y fait allusion dès juin 1807. Appartint à cette famille Giovanni Malfatti, qui deviendra le médecin du musicien après la mort du Pr Schmidt le 11 février 1809. Son frère avait une propriété à Mödling où, probablement, Gleichenstein l'amena.

Le 20 septembre, de Heiligenstadt, il fit part à sa *chère, adorée et unique* Joséphine que sa *santé a continué d'être*

---

[1] Massin, *op. cit.* p. 156 ; Rolland, *Beethoven, les grandes époques créatrices*, Albin Michel, Paris, 1966, p. 30

fort mauvaise jusqu'à présent, mais elle commence lentement à s'améliorer.[1] Il lui confirma son amélioration durant l'automne.

Les Massin commencent l'année 1808 par une mise au point des maux divers du musicien : *Beethoven n'avait pas seulement besoin d'un médecin pour ses oreilles. Nous l'avons déjà dit, mais on nous permettra d'y revenir encore : la surdité de Beethoven nous dissimule trop souvent, quand nous pensons à lui, toutes les autres misères de sa santé. Douleurs des yeux et de la tête, affections du système respiratoire, affections du système digestif ; tout cela constitue la toile de fond, intermittente mais obsédante, sur laquelle son héroïsme se découpe. Et il est vrai que Beethoven est doué d'une vitalité et d'une robustesse de tempérament qui lui permettent de surmonter ces maux, mais la constitution la plus énergique n'est pas toujours une immunité contre tout accroc.*[2]

Cette dernière remarque est tout à fait juste. Un homme en très bonne santé peut être victime d'un germe que son organisme n'a jamais connu, et Fracastor l'avait déjà conçu au XVIe siècle. L'épidémie récente de Covid-19 en témoigne.

Précisément, en février et durant l'été 1808, Beethoven fut sujet à deux nouvelles attaques, assez sévères, de colique. En mars il contracta un panaris d'un doigt qui nécessita une opération drastique de l'ongle, et deux semaines de soins. Stephan von Breuning le rapporte à Wegeler, qui vivait depuis 1807 avec sa famille à Coblence, dans une lettre de mars 1808 : *Beethoven a failli perdre un doigt par suite d'un panaris* (Panaritium, Fingerwurm) *; toutefois il est maintenant tout à fait rétabli. Il a donc échappé à un grand malheur qui, joint à sa surdité, aurait*

---

[1] *Les Lettres de Beethoven*, p. 195
[2] Massin, *op. cit.* p. 164

complètement étouffé toutes veines de bonne humeur, si rares qu'elles soient.[1]

Stephan von Breuning semble toujours pessimiste sur l'humeur de Beethoven. Les Massin croient qu'il a méconnu les périodes ou les accès de jovialité du musicien parce que lui-même avait une humeur assez morose. Il projetait en quelque sorte son état psychologique ou son propre tempérament sur le compositeur.

Pourtant, il aurait dû être un peu plus gai en ce début d'année car il se maria en avril 1808 avec la fille de G. Vering, le médecin que Beethoven avait abandonné au profit de Schmidt parce qu'il le trouvait trop peu attentif envers lui. Beethoven lui dédiera son *Concerto pour violon*, op. 61, et, à sa femme Julie, bonne pianiste, la transcription pour piano de ce concerto. Malheureusement, la jeune femme mourra en mars 1809 à moins de vingt ans après seulement onze mois de mariage. Cela n'arrangea certainement pas le pessimisme de Stephan von Breuning qui, néanmoins, se remariera avec Constance Ruschowitz dont il aura un fils, Gerhard, en 1813, et deux filles.

3/ La comtesse Maria von Erdödy (1779-1837)

À partir de novembre 1808 Beethoven loua un logement dans une demeure appartenant à une comtesse hongroise, Maria von Erdödy, à laquelle il dédia ses deux *Trios* avec piano op. 70. Celle-ci, issue de la grande famille hongroise Niczky, naquit le 6 septembre 1779 à Arad, se maria à seize ans en juin 1796 au comte hongrois Peter Erdödy avec lequel elle eut trois enfants. Elle tomba très malade lors de son premier accouchement (on ne sait de quelle maladie) et il lui subsista une paralysie partielle. Elle resta souffrante et s'allongeait très souvent. Elle se rendait néanmoins aux réunions musicales du baron Gottfried van Swieten, fils du célèbre médecin de Marie-Thérèse (1717-1780),

[1] Ries & Wegeler, *op. cit.* p. 203 ; Massin, *op. cit.* p. 164

impératrice de l'empire germanique. Elle se sépara ensuite de son mari.

Selon les Massin Beethoven l'aurait peut-être rencontrée pour la première fois dans ce salon, peut-être dès 1802, après sa rupture avec Giulietta Guicciardi qu'ils situent entre mars et octobre 1802. D'après Anton Schindler (1795-1864), auteur d'une des premières biographies de Beethoven, dont les éléments sont souvent douteux, il aurait fait à cette date par désespoir un séjour dans une des terres de la comtesse, à Jedlersee dans le Marchfeld près de Vienne. Il disparut du château pendant trois jours et, selon Schindler, le précepteur des enfants de la comtesse, Brauchle, l'aurait retrouvé au fond du parc. On a supposé qu'il voulut se laisser mourir de faim.[1] Probablement était-il parti pour une longue promenade de quelques jours. Les Massin doutent de la date et de la cause, la rupture avec Giulietta, de ce séjour. Son intimité avec la comtesse n'aurait vraiment commencé qu'en 1803 ou 1804. On sait en tout cas qu'il se rendra plusieurs fois dans cette propriété.

À la fin de l'année 1808 il reçut la visite du compositeur et éditeur de la *Gazette médicale berlinoise* J.F. Reichardt (1752-1814), un berlinois, ami de Goethe et du musicien K.F. Zelter (1758-1832). Il avait déjà rencontré Beethoven à Berlin en 1796. Il avait mis en musique les *Années d'apprentissage de Wilhelm Meister* (1795) de Goethe. Mais celui-ci rompit avec lui, trouvant qu'il s'était lancé avec fureur dans la Révolution, en laquelle lui voyait une *dissolution violente de la société*. Goethe reconnut ainsi

---

[1] Cette histoire est racontée par Paul Scudo dans un article de la *Revue des deux Mondes* d'octobre 1850 qui relatait que Beethoven avait été retrouvé aux bords d'un fossé par la femme du professeur de piano de la comtesse Erdödy. Solomon signale que ce ne fut pas Brauchle lui-même qui retrouva le musicien. Schindler a prétendu avoir raconté l'histoire à Scudo et ne la rapporta qu'après 1860, dans une édition ultérieure de sa biographie. (Solomon, *op. cit.* p. 221-222)

dans ses *Annales de 1795*, rédigées en 1822, s'être attaché une fois pour toutes à l'état de choses existant, et vouloir seulement contribuer *à perfectionner, à animer, à diriger vers la raison et la sagesse.*[1] Reichardt, ami en musique de Goethe mais son adversaire en politique, leur rupture devint inévitable.

Reichardt relata peu après ce séjour à Vienne de quelques mois.[2] Il eut beaucoup de mal à trouver Beethoven dans Vienne, et le découvrit finalement à la fin de novembre dans la grande maison déserte et isolée de la comtesse : *Au début, il paraissait aussi sombre que sa demeure, mais bientôt il s'égaya et sembla ressentir, à me revoir, autant de joie que moi, et s'exprima très loyalement et cordialement sur maintes choses que j'avais besoin de savoir. C'est une force de la nature, d'un extérieur cyclopéen, mais pourtant tout à fait chaleureux, plein de cœur et bon. Il demeure et vit beaucoup chez une comtesse hongroise, Erdödy, qui habite la partie antérieure de la grande maison. Mais il s'est complètement séparé du prince Lichnowsky, qui habite la partie supérieure de la maison et chez lequel il a séjourné quelques années.*[3]

Il raconte son invitation par Beethoven à un dîner le 5 décembre chez la comtesse dont l'état de santé l'émut. Il rapporte en effet son infirmité incurable depuis ses premières couches de sorte que, selon lui, elle n'avait pu passer depuis dix ans que deux ou trois mois hors de son lit. Il remarqua qu'elle boitait d'un piano-forte à l'autre sur ses pieds toujours enflés, jouait à la perfection des œuvres de Beethoven, tout en restant fort gaie, aimable et bonne. Cela,

[1] Goethe, *Écrits autobiographiques 1789-1815*, tr. de l'allemand par J. Porchat, révisée par J. Le Rider, Bartillat, Paris, 2001, p. 44. Voir aussi le commentaire de Le Rider dans sa préface p. IV-X.
[2] Il raconta son séjour à Vienne dans des lettres (*Vertraute Briefe*) publiées en 1809 et 1810.
[3] Massin, *op. cit.* p. 172

dit-il, le rendit souvent mélancolique pendant le repas, où figuraient six à huit convives très musiciens, et qui fut très gai par ailleurs. Beethoven, qui agit selon son humeur dit-il, leur accorda une improvisation au piano pendant une bonne heure, avec une puissance si magistrale et une telle habileté qu'il en fut ému et ravi au plus profond de lui-même.

Il relate une troisième visite le 10 décembre chez la comtesse qui, malgré sa souffrance, choyait Beethoven, dont il remarqua l'hypocondrie, son sentiment de persécution et sa disposition mélancolique.[1]

À la fin de l'année Beethoven se fâcha avec la comtesse dont il soupçonna des relations intimes avec Brauchle ou un domestique. Il déménagea pour quelque temps dans un immeuble qui abritait un bordel. Il s'excusa en mars 1809 auprès de la comtesse, et il se réconcilia aussi bien avec elle qu'avec Brauchle. Ceux-ci, à partir de 1815, quittèrent Vienne ensemble, d'abord dans la propriété de la comtesse en Croatie, puis à Padoue durant l'année 1816. Ils s'établirent ensuite à Munich. La comtesse séjourna encore à Vienne en décembre 1819, puisque Beethoven lui écrivit

---

[1] *J'étais très heureux de voir là l'excellent Beethoven, et de l'y voir très choyé, d'autant plus qu'il a, dans la tête et dans le cœur, un caprice malheureux et hypocondriaque, selon lequel tout ici le persécute et le méprise. Sa manière intraitable d'être et de se conduire peut certainement repousser certains Viennois gais et plaisants. Et beaucoup de ceux qui reconnaissent également son grand talent et son mérite peuvent ne pas user d'assez d'humanité et de délicatesse pour apporter à cet artiste tendre, susceptible et méfiant, la possibilité d'une vie assez agréable pour qu'il l'accueille volontiers et y trouve en même temps la réponse à ses exigences d'artiste. Cela me navre jusqu'au fond du cœur, quand je trouve sombre et douloureux cet homme tout à fait bon et excellent ; et pourtant je suis de nouveau convaincu que ses oeuvres les meilleures et les plus originales ne peuvent être produites que par cette disposition opiniâtre et profondément mélancolique.* (Ib., p. 173)

alors qu'il irait bientôt la voir. Elle quitta ensuite définitivement l'Autriche, et leur correspondance s'arrêta.

4/ Beethoven appelé par le roi de Westphalie Jérôme Bonaparte (1784-1860). Vienne occupée par les Français.

Après le traité de Tilsitt de juillet 1807, demandé à Napoléon par les Russes après leur défaite à Friedland, la Prusse fut amputée d'un large territoire à l'est de l'Elbe, et Napoléon créa le royaume de Westphalie qu'il confia à son plus jeune frère Jérôme Bonaparte. Celui-ci demeura roi de 1807 à 1813. Il prit comme capitale Kassel et établit une cour. Dès le mois d'octobre 1807 il offrit à Beethoven, par l'intermédiaire de son chambellan, le poste de *Kapellmeister* (maître de chapelle) avec des émoluments consistants.

Cette position s'avérait enviable. Beethoven avait eu plusieurs fois le projet de voyager en Europe, notamment de se rendre à Paris et en Italie, comme il l'exprima en avril 1807 à Camille Pleyel, fils d'Ignaz Pleyel, compositeur fixé à Paris en 1795 où il devint éditeur et facteur de piano.[1]

Malgré ses mécènes et ses supporters fidèles, ses ennemis étaient nombreux et sa situation financière demeurait précaire. Dans une lettre du 1er novembre 1808 au comte Oppersdorff de Silésie il se dit prêt à accepter l'offre de Jérôme Bonaparte.[2] Le même jour il en avertit Gleichenstein et veut le consulter. Il demanda des

---

[1] *Mon cher et révéré Pleyel, Que faites-vous et que devient votre famille ? J'ai souvent souhaité d'être auprès de vous ; jusqu'à présent cela ne m'a pas été possible, en partie à cause de la guerre. Est-ce le cas de me livrer davantage – ou* plus longtemps – *au découragement ? Je risquerais alors de ne jamais voir Paris.* (*Les Lettres de Beethoven*, p. 183-184 ; Massin, *op. cit.* p. 174)

[2] *De plus on m'a offert de me nommer Maître de Chapelle auprès du Roi de Westphalie, et il se pourrait bien que j'accepte cette proposition.* (Ib., p. 222-223, Massin, Id.)

précisions à la cour de Westphalie sur son traitement, et on lui proposa 600 ducats or par an. Il annonça même son accord le 7 janvier 1809 à son éditeur de Leipzig, Breitkopf et Härtel.[1]

Auparavant, le 22 décembre, il donna un grand concert en guise d'adieu, avec de nouvelles œuvres non encore publiées, dont la *Symphonie pastorale* (la sixième, initialement n°5) et la *Symphonie en* ut *mineur* (la cinquième, initialement n°6), et des airs de sa *Messe en* ut *majeur*. Cependant, bien que Seyfried, le chef de l'orchestre du théâtre *An der Wien*, soutînt Beethoven, l'orchestre bannit celui-ci des répétitions et jura après le concert, marqué par une colère de Beethoven qui imposa aux musiciens de reprendre une partie de sa *Fantaisie* parce qu'ils s'étaient trompés[2], de ne plus jamais jouer en présence du compositeur. Cette engueulade n'était jamais arrivée aux musiciens. Beethoven en fut fier et le public content.

Selon les Massin la comtesse Marie Erdödy aurait joué le rôle principal pour retenir Beethoven à Vienne, en lui demandant ses conditions et en établissant un projet avec Gleichenstein consistant en : une rente dont la contrepartie n'empêcherait en rien la création d'œuvres nouvelles comme activité principale de son art ; le titre de musicien impérial partagé avec Salieri (1750-1825), lequel fut bien

---

[1] *Me voilà contraint finalement par les intrigues, les cabales et les bassesses de toutes sortes, à abandonner ma patrie allemande qui dans son genre est encore unique. Sur une proposition de Sa Majesté Royale de Westphalie, c'est là que je me rends en qualité de Maître de Chapelle avec un traitement annuel de 600 ducats or - J'ai aujourd'hui même envoyé par poste la confirmation que je me rendrai là-bas, et je n'attends plus que le décret qui me concerne, pour faire ensuite mes préparatifs de voyage* [...] (Ib., p. 233 ; Massin, *op. cit.* p. 175)

[2] Il s'agit de sa *Fantaisie* pour piano, orchestre et chœur, où s'exprime le futur thème de l'*Hymne à la joie*, sur un texte ébauché par lui et finalisé par son ami poète C. Kuffner, qui deviendra l'hymne européen.

connu de Mozart, enseigna à Beethoven le style vocal, et sera le professeur de Schubert et de Liszt ; un poste effectif à la cour ; un contrat avec le théâtre et le titre de membre du comité de la direction théâtrale, etc.

Trois aristocrates, conscients du talent extraordinaire et du génie comme compositeur de Beethoven, et d'une grande perte s'il quittait Vienne, mirent la main au portefeuille : le prince F.J. Lobkowitz (1772-1816), le prince Ferdinand Kinsky (1781-1812), beau-frère du précédent, et l'archiduc Rodolphe (1788-1831), le plus jeune demi-frère de l'empereur Franz I, tous deux fils de l'empereur Leopold II qui ne régna comme empereur après Joseph II que dix-sept mois, d'octobre 1790 à mars 1792. Beethoven donnait des leçons de piano à l'archiduc depuis 1803 ou 1804. Un contrat définitif fut signé le 1er mars répondant aux exigences du musicien en lui accordant 4.000 florins. Il stipulait que cette rente courrait jusqu'à ce que Beethoven trouve un poste lui fournissant l'équivalent de cette pension, et sinon, à vie. Le compositeur s'engageait à ne pas quitter Vienne ou à résider dans une autre ville appartenant aux États héréditaires de l'empereur d'Autriche. Cependant, il ne put, à cause de la cabale de ses ennemis, dont certainement les musiciens de l'orchestre du théâtre *An der Wien*, obtenir les titres de musicien impérial et de membre du comité directeur du théâtre.

Il accepta le contrat et Ries, en quête d'une situation, se mit sur les rangs pour le poste de *Kapellmeister* à la cour de Westphalie sur proposition de Reichardt, qui tint la place quelque temps en 1808 suite au désistement de Beethoven qu'il aurait d'ailleurs dissuadé de se rendre à Kassel.

Ceci déclencha une querelle entre Ries et Beethoven, qui fut vexé que son élève convoite ce qu'il avait finalement refusé. Ceci suscita une scène racontée par Ries lui-même qui violenta le domestique de Beethoven et se mit en rage contre celui-ci, car il cherchait à obtenir depuis plusieurs semaines son accord pour accepter le poste, qu'il ne croyait pas que Beethoven refuserait. On avait dit à celui-ci qu'il le briguait à son insu. Le maître tenta de réparer sa faute mais, selon Ries, le retard pris le lui fit perdre.

Cependant, la guerre reprit en avril 1809 avec Napoléon, qui chassa d'abord l'Autriche de la Bavière, puis marcha sur Vienne d'où la famille impériale, dont l'archiduc Rodolphe, s'enfuit en mai. Beethoven, lié par son contrat, regretta de ne plus pouvoir s'établir à l'étranger. Quand l'artillerie française bombarda Vienne le 11 mai il se cacha chez son frère Caspar pour ne pas entendre les canons, en couvrant ses oreilles de coussins. Dès le 13 les Français occupèrent Vienne. 120 000 français s'y installèrent avec la rançon inévitable des pillages associés aux guerres. De plus Napoléon exigea une contribution énorme et la destruction des remparts. De ce fait une taxe sur les loyers fut instaurée et la rente de Beethoven suspendue, ce qui le mit en difficulté. Haydn, qui avait composé le futur hymne national, et qu'il admirait, mourut peu après, le 31 mai.

À son éditeur Breitkopf et Härtel Beethoven demanda en août de lui fournir les œuvres complètes de Goethe et de Schiller, ses poètes préférés avec Ossian et Homère. Il était aussi enthousiaste de Shakespeare, qu'il lisait dans la traduction d'August Wilhelm Schlegel.

En septembre 1809 il séjourna à Baden, probablement sur l'avis de son nouveau médecin, Malfatti, Schmidt étant décédé au mois de février précédent.

Selon le baron de Trémont, auditeur au conseil d'État de France envoyé auprès de Napoléon quand celui-ci occupa Schönbrunn, et qui cherchait des lettres d'introduction auprès de Beethoven, qu'il rencontra de mai à octobre 1809 et dont il devint l'ami, certains compositeurs français ou installés en France soulignaient les défauts du compositeur allemand. Cherubini (1760-1842), installé à Paris et venu à Vienne en 1805, dont Beethoven appréciait beaucoup la musique, le qualifiait d'ours mal léché, le praguois Anton Reicha (1770-1836), son ancien ami de jeunesse, qui vécut un temps à Vienne, le jugeait sauvage, humoriste, misanthrope, sans souci des convenances. Arrivé à Vienne le baron de Trémont trouva son caractère atrabilaire. Il le jugea taciturne mais instruit et d'une conversation originale et curieuse. Il voulut lui faire connaître Paris, et Beethoven aurait aimé découvrir l'orchestre du Conservatoire qui, avait-il entendu dire, jouait les symphonies de Mozart mieux que partout ailleurs.[1]

Mais Trémont quitta Vienne. En effet, un traité de paix entre la France et l'Autriche fut signé à Schönbrunn le 14 octobre 1809. La garnison française quitta le 20 novembre l'ancienne capitale du Saint Empire germanique, disparu depuis 1806, et réduite à simple capitale de l'empire d'Autriche.

5/ Recherche bonnes cuisine et cuisinière désespérément

Au cours de cette année 1809 Beethoven se rendit compte que son mauvais état de santé dépendait de la médiocre qualité de son alimentation et du vin de la taverne *Schwan.* Il s'en plaignit dans une lettre, non datée précisément, à Zmeskall, qu'il traite amicalement à cette occasion d'ivrogne : *Je dois avoir quelqu'un pour la cuisine ; tant que durera cette alimentation défectueuse, je serai toujours malade – Je mange aujourd'hui chez moi, pour avoir à siroter du vin de meilleure qualité ; si vous vous procurez ce que vous voudriez manger, cela me ferait plaisir de vous avoir chez moi – vous aurez le vin gratis et à la vérité meilleur que ce chien d'aubergiste du Schwan.*[2]

Beethoven fut très souvent confronté à des problèmes domestiques, avec ses valets et ses femmes de cuisine, qu'il

[1] Massin, *op. cit.* p. 187-188

[2] *Les Lettres de Beethoven*, p. 277-278

renvoyait souvent. Ce fut une des raisons pour lesquelles il aspirait à se marier. En mai 1810 il se plaindra encore de la nourriture chaque jour plus mauvaise d'une taverne et qui lui procura un violent accès de coliques. À l'automne 1817 il trouvera rarement satisfaisante la cuisine de sa servante.

Dans une lettre du 2 janvier 1810 à Breitkopf et Härtel il se lamente des difficultés économiques et alimentaires, en l'occurrence la baisse du cours du change et la qualité du pain, entraînées par la défaite des Autrichiens, et qui nuisent à sa santé : *A peine guéri – ma maladie m'a repris de nouveau pour quinze jours – Y a-t-il de quoi être surpris ? – Nous n'avons même plus de pain mangeable.*[1] Il se sentait ce jour-là très faible.

Le 23 janvier il souffrait toujours de son abdomen. Le 4 février il sentit sa santé améliorée, et se rendit ce mois-là chez les *chers* Malfatti.

6/ Giovanni Malfatti (1775-1859), nouveau médecin de Beethoven

En cette année 1809 ou 1810 Giovanni (ou Johann Baptist) Malfatti devint le médecin de Beethoven. Retraçons son parcours jusque-là. Nous donnons ces renseignements surtout d'après Neumayr[2] car les historiens français de la médecine ne le citent pas et les Massin le font vivre presque cent ans en donnant de fausses dates de sa naissance et de sa mort. Édouard Herriot, célèbre homme politique lyonnais, en parle un peu dans sa *Vie de Beethoven* (1928).

Malfatti naquit à Lucques en 1775. Il étudia à Bologne sous Galvani (1737-1798) et sous J.P. Frank à Pavie. Celui-ci étant appelé à Vienne en 1795 par l'empereur Franz II il le suivit. Son diplôme acquis à Vienne il devint médecin en second de l'Hôpital Général, et fonda dès 1802

---

[1] Ib., p. 285

[2] Neumayr A., *op. cit.* p. 234-235

l'Association des médecins praticiens. Quand Frank quitta Vienne en 1804 il abandonna l'hôpital et ouvrit un cabinet privé avec succès.

Il fut promu médecin attaché à l'archiduc et général Karl Ludwig (1771-1847), frère de Franz II, et à Beatrix d'Este (1787-1816), troisième femme de Franz I depuis 1808, ainsi qu'au prince Charles Joseph de Ligne, maréchal et diplomate belge, qui mourut des suites d'un refroidissement pendant le congrès de Vienne. Il consulta aussi le duc de Reichstadt, fils de Napoléon et de Marie-Louise.

Il fut un partisan du traitement par magnétisme, ce qui lui valut un procès juridique pénible. Il fut aussi adepte des bains thermaux, qu'il recommandera à Beethoven. En 1809 il publia *Esquisse d'une pathogénie sur l'évolution et la révolution de la vie* (Entwurf einer Pathogenie aus der Evolution und Revolution des Lebens).[1] Selon A. Faivre il fait partie des penseurs qui, à partir des dernières années du XVIIIe siècle et pendant cinquante ans, ont abordé l'étude de la nature d'une manière très neuve, en conciliant plus ou moins la philosophie de Kant avec celles de F.J.W. Schelling, et de F. von Baader dont Malfatti fut l'ami.[2] Il bénéficiera d'une grande popularité au congrès de Vienne (septembre 1814 - juin 1815). Il consultera Beethoven jusqu'en 1817, année durant laquelle ils se fâcheront.

On sait que, marié à une polonaise, il s'occupa de la santé de Chopin qui séjourna à Vienne de novembre 1830 à juillet 1831. Celui-ci traversait alors une phase mélancolique due surtout à la guerre d'insurrection de la Pologne contre la Russie, outre un amour secret envers une

---

[1] En 1845 il fit paraître aussi son *Étude sur l'anarchie et la hiérarchie de la science, dans sa relation spéciale avec la médecine* (Studie über Anarchie und Hierarchie des Wissens, mit besonderer Beziehung auf die Medicin).

[2] Faivre Antoine, *Philosophie de la Nature. Physique sacrée et théosophie XVIIIe – XIXe siècle*, Albin Michel, Paris, 1996, p. 15, 72

jeune cantatrice avec laquelle il s'était produit à Varsovie et qui se mariera avec un Russe. Comme Beethoven il échouera à se marier, mais dans un contexte familial et historique ainsi qu'un tempérament et une vie amoureuse assez différents. Pendant son séjour survint à Vienne la pandémie de choléra qui avait commencé à envahir l'Europe. Inconscient du danger il ne le craignit pas, se moquant de la peur des Viennois.[1]

Le frère de Malfatti avait deux filles Theresa (1792-1851) et Anna nées en 1791. Gleichenstein, qui avait introduit Beethoven dans la famille dès 1807, était amoureux d'Anna avec lequel il se mariera en mai 1811. Beethoven tomba amoureux de Theresa, sans savoir si cet amour était partagé, contrairement à celui du baron.[2] D'emblée il se sentit bien dans cette famille.[3]

7/ Épisode dépressif réactionnel suite à un échec amoureux

L'année 1810 commença mal pour Beethoven. Nous l'avons vu tombé malade deux fois durant l'hiver à cause, croit-il, des restrictions alimentaires. Très souvent au cours

---

[1] Il écrit le 16 juillet 1831 : *On a affreusement peur du choléra ici, c'est à mourir de rire. On vend des prières imprimées pour conjurer le fléau, on ne mange plus de fruits et les citadins fuient vers les campagnes.* (*Correspondance* de Frédéric Chopin, trad. par B.E. Sydow, 3 volumes, La Revue musicale, Richard Masse, 1981, T. I, p. 273)

[2] Il écrit en avril 1810 à Gleichenstein : *Salue pour moi tous ceux qui te sont et qui me sont chers ; et avec quel plaisir j'ajouterais : et* tous ceux à qui nous sommes chers ???? *Les points d'interrogation me regardent.* [...] *Au revoir, sois heureux, tandis que moi je ne le suis pas.* (*Les Lettres de Beethoven,* p. 294 ; Massin, *op. cit.* p. 169-170)

[3] *Ici la S[onate] que j'ai promise à Therese. Comme je ne peux la voir aujourd'hui, remets-la-lui – Mes amitiés à eux tous ; je me trouve si bien avec eux, c'est comme si les plaies dont les méchants ont lacéré mon âme pouvaient être encore guéries par les Malfatti. Je te remercie, mon bon G[leichenstein], de m'avoir présenté à cette famille.* (Ib., p. 294-295 ; Massin, Ib., p. 170)

de sa vie il se sentira mal, geignant sur sa santé, et percevant régulièrement des améliorations qui se maintenaient généralement peu longtemps.

Cependant, il vécut alors dans l'espoir de la réussite d'un nouvel amour. Il tomba si amoureux de Theresa Malfatti en avril qu'il la demanda en mariage par l'intermédiaire de Gleichenstein qui, lui, aura la chance de se marier avec sa sœur l'année suivante. Soucieux de son aspect il demanda à Zmeskall le 16 avril un miroir, le sien étant cassé. Il lui commanda aussi du tissu de chemises, pour un des meilleurs tailleurs de Vienne, et une demi-douzaine de cravates, tout en se demandant si les Malfatti le chérissaient vraiment et autant que son ami.

Bien que la famille Malfatti ne fût pas aristocratique il subit un échec douloureux. Gleichenstein annonça la mauvaise nouvelle du refus à Beethoven, qui en fut effondré et ne compta plus que sur lui-même : *Ton information m'a précipité des régions du plus haut enthousiasme et replongé dans l'abîme.* […] *Je n'ai plus désormais qu'à chercher en moi-même un point d'appui, à l'extérieur il n'y en a plus aucun pour moi. – Non, l'amitié et les émotions de ce genre n'ont que blessures pour moi – Qu'il en soit donc ainsi, pour toi, pauvre B[eethoven], point de bonheur qui te puisse venir du dehors ; à toi de tout faire par toi-même, ce n'est que dans le monde idéal que tu trouveras des amis.* [1]

On ne sait précisément les raisons de cette déconvenue : sentiment de classe de la famille, défauts caractériels de Beethoven, surdité et vue défaillante, une certaine laideur, difficultés potentielles de vie avec un artiste et un nouveau génie de l'art. Les Massin émettent l'hypothèse que l'oncle, le médecin G. Malfatti, a pu jouer un rôle car il jugeait Beethoven *ein konfuser Kerl* (un individu confus) tout en

[1] Ib., p. 295-296 ; Massin, *op. cit.* p. 193-194

reconnaissant que *malgré cela, il peut bien être le plus grand des génies.*[1]

Dans une lettre à Wegeler du 2 mai Beethoven ressent vivement ses échecs successifs, surtout amoureux, en songeant à nouveau au suicide : *Si je n'avais lu quelque part que l'homme ne doit pas prendre volontairement congé de la vie, tant qu'il peut faire encore une bonne action, depuis longtemps je ne serais plus - et cela par ma propre main - La vie est si belle, mais elle est pour moi à jamais empoisonnée.*[2] Il connaissait certainement *Les souffrances du jeune Werther* (1777) de Goethe, qui se termine par un suicide, et il venait de lire *Wilhelm Meister*. Cependant, la mort fascinait moins Goethe que les romantiques purs et durs de la génération suivante.

Néanmoins, Beethoven, le même mois, trouva un secours inattendu en la visite de Bettina Brentano (1785-1859), âgée alors de vingt-cinq ans, et amie de Goethe depuis 1807. Rolland en parle dans son *Goethe et Beethoven* (1930), puis lui consacre un chapitre dans son ouvrage final sur Beethoven. Les Massin lui dédient une grande note exégétique.[3] Malgré le visage laid de Beethoven marqué de petite vérole Bettina admira son grand front et tomba amoureuse de cet homme vivant pour l'art.

8/ Maux divers

Le 9 juillet 1810, Beethoven écrivit à Zmeskall, auquel il dédia son onzième quatuor op. 95, qu'il devait se rendre à la campagne pour sa santé. Sa gloire imméritée, lui confie-t-il, lui aurait fait penser plusieurs fois devenir fou. Le

---

[1] Massin, Ib., p. 194

[2] *Les Lettres de* Beethoven, p. 297 ; Wegeler, *op. cit.* p. 73-74 ; Massin, *op. cit.* p. 193-194

[3] Rolland, *Beethoven, les grandes époques créatrices*, Albin Michel, Paris, 1966, p. 393-412, Massin, *op. cit.* p. 195-200

bonheur le poursuivait, ce qui lui fit appréhender un nouveau malheur.

Il projeta, au début de l'hiver 1810-1811, de voyager en Italie, sans doute pour sa santé, mais son médecin (Malfatti), à sa surprise, s'y opposa, à son regret car il aurait bien quitté Vienne. On ne sait pas pourquoi Malfatti lui interdit ce voyage, tandis qu'il lui dit que son état s'améliorerait avec l'arrivée du beau temps printanier. Beethoven souffrait depuis novembre de maux de tête récurrents parfois violents.

Au début du mois d'avril une forte fièvre s'abattit soudainement sur lui. En juin, Malfatti lui ordonna de passer deux bons mois en cure à Teplitz (aujourd'hui Teplice en Tchéquie).

Cette ville d'eaux située à environ soixante-dix kilomètres de Prague est une des plus vieilles de la Bohême, fondée au XIIe siècle. En 1813, elle fut le quartier général de la Sainte-Alliance, la coalition politique des monarques européens contre Napoléon. Le traité de Teplitz du 9 septembre souda l'alliance austro-russo-prussienne. On y dirigea les opérations contre l'armée napoléonienne du général Vandamme qui subit une défaite à Kulm (Chlumec), avant la grande bataille de Leipzig du 16 au 18 octobre 1813. Outre Beethoven, Pierre le Grand, Goethe et Wagner, entre autres, y prirent les eaux, dont les sources nombreuses sont très chaudes (43°) et radioactives. Les principales indications en sont les rhumatismes, les traumatismes locomoteurs, et l'artériosclérose des membres.

CHAPITRE IV : Cures thermales (septembre 1811 ; juillet - septembre 1812) ; dépression, aggravation des maladies somatiques, et maladie pulmonaire ; (octobre 1812 – mars 1818)

A. Deux cures à Teplitz (août - septembre 1811 ; juillet - octobre 1812) et dans d'autres villes thermales de Bohême : Karlsbad et Franzensbrunn (juillet – septembre 1812)

1/ Première cure : rencontre avec Rahel Levin (1771-1833) et Karl August Varnhagen (1785-1858).

Malfatti se montrant impatient et insistant pour que Beethoven fasse sa cure à Teplitz il s'y rendit rapidement, sans enthousiasme, avec son domestique qu'il appréciait beaucoup, du 4 août au 18 septembre 1811. Son ami Franz Oliva, linguiste qui lui servait un peu de secrétaire, l'y retrouva, bien que Beethoven sollicitât d'abord pour l'accompagner le comte Franz Brunsvik, frère de Thérèse et de Joséphine, lui aussi ami proche qui admirait sa musique.

À Teplitz il rencontra des personnalités berlinoises, notamment Rahel Levin, fiancée avec K.A. Varhangen lequel connaissait aussi Oliva. Donnons quelques éléments biographiques jusque 1812 sur Varnhagen, fils de médecin, qui étudia aussi la médecine.[1]

Karl August Varnhagen, né à Düsseldorf en 1785, fut éduqué à Strasbourg. Sans ressources après la mort de son père quand il avait quatorze ans il se destina à la chirurgie militaire. Après être devenu, attiré par les lettres, précepteur à Berlin puis à Hambourg, il fit ses études médicales à Halle en 1805 et 1806 puis à Tübingen. Il rencontra Rahel Levin

[1] Voir Solovieff Georges, *Rahel Varnhagen, une révoltée féministe à l'époque romantique*, L'Harmattan, Paris, 2000, p. 90-97

à Berlin aux conférences de Fichte (*Discours à la nation allemande*) de 1807, leur relation devenant plus étroite l'année suivante. Ils se marieront en septembre 1814, moyennant une conversion au christianisme et le baptême de la juive Rahel.

Après la victoire en mai 1809 des Autrichiens à Essling, à 12 km de Vienne (appelée bataille d'Aspern par les Autrichiens), laquelle opposa l'archiduc Karl Ludwig (1771-1847) aux troupes de Napoléon et où Lannes fut mortellement blessé, Varnhagen s'engagea dans l'armée autrichienne, étant incorporé dans le régiment « Vogelsang ». Il fut légèrement blessé à la bataille de Wagram (5 et 6 juillet 1809), où les Autrichiens subirent une sévère défaite. Il devint alors adjudant et aide de camp du comte général W.F. Bentheim, qui l'emmènera à Paris pour les négociations de paix. Il y restera quelques mois, assistant à la dernière période brillante de l'empire napoléonien. En 1811 il retrouva son régiment à Prague.

Il navigua entre la médecine, les lettres et la diplomatie. Il deviendra un chroniqueur célèbre de son temps, et un maître de la biographie.

Il rencontra pour la première fois Beethoven à Teplitz en août 1811. Grâce à Oliva il fréquenta le musicien quotidiennement. Il rapporta, dans une lettre du 23 décembre 1811, avoir *rencontré en cet homme qui passe à tort pour être sauvage et insociable un admirable artiste au cœur d'or, un esprit sublime et une amitié généreuse.* [...] *Si je ne savais pas par des témoignages irrécusables que Beethoven est le plus grand, le plus profond et le plus riche des compositeurs allemands, sa vue me l'aurait dit incontestablement, à moi qui suis d'ailleurs incompétent en musique. Il ne vit que pour son art, et nulle passion terrestre ne le détourne de l'exercer ; il est incroyablement laborieux et fécond.*[1] Ils projetèrent de réaliser ensemble un opéra.

2/ Retour à Vienne (septembre 1811)

Beethoven quitta Teplitz le 18 septembre et rentra à Vienne après un court séjour en Silésie dans le château de Lichnowsky, près de Troppau. Il se mit à détester les Viennois et l'empereur d'Autriche Franz I, et même son dernier élève, l'archiduc Rodolphe, destiné à un archevêché et même à la primature de Hongrie. Selon Varnhagen, Beethoven était antifrançais et allemand convaincu. Or, l'Autriche, après sa défaite, s'était entremise avec la France par le second mariage en 1810 de Napoléon avec Marie-Louise (1791-1847), la fille de l'empereur Franz I, et en fournissant un contingent de son armée, qu'exigeait toujours Napoléon de tous les pays conquis devenus « alliés », destiné à s'associer à la Grande Armée pour combattre la Russie. C'est ainsi, par exemple, que le général en chef autrichien Schwarzenberg combattit pour Napoléon contre les russes avant de vaincre celui-ci lors de la bataille des Nations.

En octobre 1811 Beethoven souffrit d'une blessure au pied, peut-être responsable, selon lui, d'un accès soudain de fièvre. Dans une lettre du 28 février 1812 à son éditeur de Leipzig il allègue que l'hiver à Vienne l'a frappé violemment et a détruit presque tout le bien que l'été apportait habituellement à sa santé. En avril 1812, il fut à nouveau très souffrant, mais on ne sait de quel mal. Il s'accuse lui-même de sa mauvaise santé, mais voit dans le temps qu'il fait une de ses causes. Il s'alita plusieurs jours, comptant sur le climat du printemps et de l'été pour se rétablir.

Une seconde cure à Teplitz fut décidée. Selon Varnhagen il s'y rendait pour améliorer sa surdité. Ils se

---

[1] Massin, *op. cit.* p. 223

rencontrèrent le 2 juillet à Prague et Varnhagen écrivit à Goethe le 5 juillet : *Mon ami Beethoven me charge de présenter ses hommages à Votre Excellence ; il ira de nouveau demander aux eaux de Toeplitz un remède contre sa malheureuse surdité qui ne favorise que trop sa sauvagerie naturelle et le rend presque insociable pour ceux dans l'amour desquels il n'a pas confiance ; il conserve néanmoins une légère sensation des sons musicaux, mais dans la conversation, il n'entend même pas les paroles ni leur son.*[1] En fait, Beethoven déclara lui-même se rendre en cure car il se trouvait constamment malade à Vienne, donc pour améliorer sa santé générale, et non pour sa surdité qu'il jugeait plutôt incurable.

3/ L'immortelle bien-aimée de Prague (3-4 juillet 1812)

Beethoven arriva d'abord à Prague le 1er juillet 1812. Il y rencontra le lendemain son principal mécène, le prince Kinsky, qui décédera en novembre de la même année d'une chute de cheval, ce qui le mettra dans des difficultés financières.[2] Il vit le même jour Varnhagen en garnison à Prague, avec lequel il devait passer la soirée du 3. Il lui écrivit qu'une circonstance imprévisible l'en avait empêché. En effet, il rencontra le 3 juillet l'« Immortelle bien-aimée » (*Unsterbliche Geliebte*), comme il la nomme, avec laquelle il a sans doute passé une nuit. Il repartit le 4 pour arriver à Teplitz le 5 à quatre heures du matin après un voyage de nuit épouvantable.

Dès le 6 au matin il écrivit à sa bien-aimée une lettre exaltée et passionnée, où il lui jure une fidélité éternelle, qu'il compléta le soir et le lendemain matin, pour l'adresser dans une ville dont il révèle simplement l'initiale K, où se trouverait donc sa destinataire. Porot et Miermont, qui ont

---

[1] Ib., p. 232

[2] Vignal Marc, *Beethoven et Vienne*, Fayard/Mirare, Paris, 2004, p. 46

analysé subtilement les rapports de Beethoven avec les femmes[1], qualifient d'hypomaniaque le ton de cette lettre, à l'inverse de celui dépressif du « Testament d'Heiligenstadt ».

Cependant, apparemment, la séparation s'est faite sur un profond chagrin, sans doute par impossibilité de vivre pleinement leur amour comme Beethoven, au moins, l'aurait voulu. On peut donc spéculer qu'il s'agit d'une femme mariée ou bien qu'une distinction de rang social rendait difficile cette union. Aussi, a-t-il conscience que l'amour qu'elle lui a témoigné l'a fait à la fois le plus heureux et le plus malheureux des hommes.

Sur l'identité de cette personne de nombreuses hypothèses furent faites qu'Emily Anderson a recensées : Giulietta Guicciardi selon Schindler (1840), Thérèse Deym (Brunsvik) selon Thayer, Amalie Sebald selon Thomas-San-Galli (1913).[2]

Les Massin, après La Mara (Marie Lipsius) et Kaznelson (1954), pensent qu'il s'agit de Joséphine de Brunsvik. Ils exposent très longuement leurs arguments, tout en reconnaissant l'absence de preuve formelle. L'américain Maynard Solomon, auteur d'une biographie de référence sur Beethoven (1977 et 1998), s'est opposé à cette thèse et a cru avoir trouvé la solution de l'énigme. Boucourechliev a discuté des différentes hypothèses sans prendre parti.[3]

Porot et Miermont, qui exposent leurs opinions outre celle de Rolland, jugent finalement peu utile la découverte de l'identité de cet amour qui leur semble constituer pour Beethoven un rêve fantomatique, un être fantasmatique de l'idéal féminin. Selon eux, le musicien s'est senti, peut-être

---

[1] Porot et Miermont, *op. cit.* p. 177-233

[2] *Les Lettres de Beethoven, op. cit.* p. 414-415

[3] Boucourechliev André, *Beethoven*, Solfèges, Seuil, 1994, p. 185-186 et 198-201

pour la première fois, aimé pour lui-même. Un des derniers biographes, Fauconnier (2010), juge également peu importante la révélation de l'identité de cette amante et ne se prononce pas.[1]

Comme cette énigme a peu de rapports avec la médecine, même si cet évènement a pu avoir un certain retentissement sur le moral de Beethoven et lui laisser un souvenir indélébile, nous placerons en annexe quelques arguments des protagonistes, et notre simple avis, sur cette énigme envoutante.

4/ Cures à Teplitz, Karlsbad et Franzensbrunn (5 juillet 1812 – 5 octobre 1812) ; la rencontre avec Goethe ; un nouveau médecin traitant : Jakob Staudenheim (1764-1830)

Malgré le gratin aristocratique qui se trouvait à Teplitz lors de sa seconde cure : l'empereur et l'impératrice d'Autriche, Marie-Louise, fille de l'empereur d'Autriche et impératrice de France, le roi de saxe Frédéric-Auguste 1er, prince-électeur fait roi par la grâce de Napoléon en 1807, le duc de Weimar, etc., personne ne fut au goût de Beethoven, qui se sentit extrêmement seul, étant séparé de son amante. Il exprima cette solitude profonde dans une lettre à Varnhagen du 14 juillet. Il s'y excuse de sa défection le soir du 3, désirant lui en dire davantage de vive voix.

Bettina Brentano, marié maintenant à Achim von Arnim depuis mars 1811 et qui avait accouché de son premier enfant en mai 1812, arriva à Teplitz le 23 juillet, trois jours avant que Beethoven n'en partît.

Goethe se trouvait aussi à Teplitz depuis le 14 juillet. L'année d'avant il avait rompu avec Bettina et la famille Brentano suite à une dispute entre sa femme Christiane et Bettina, lors du voyage de noces de celle-ci à Weimar en septembre 1811. Bettina sera néanmoins marquée à vie par

[1] Fauconnier Bernard, *Beethoven*, Gallimard, Paris, 2010

sa passion pour Goethe et son premier livre, publié en 1836, consistera en une correspondance plus ou moins fictive avec Goethe.

À Teplitz Goethe, prévenu par Varnhagen, fit connaissance avec Beethoven qui l'admirait. Ils se rencontrèrent par quatre fois entre le 19 et le 23 juillet. Bettina, arrivée le 23, a-t-elle vraiment assisté à la scène où Beethoven aurait manqué de respect envers la famille impériale à la différence de Goethe ? Certainement pas ! D'une part, la troisième lettre de Beethoven à Bettina où figure le récit de cette scène, est apocryphe, car datée du 13 août de Teplitz, alors que Beethoven quitta la station le 26 juillet. D'autre part, il est probable que Goethe ne lui rapporta pas lui-même le fait car il avait alors rompu avec Bettina. Schindler et Herriot ont déjà contesté, à juste titre, la vérité de la scène.

En fait, parmi la famille impériale Beethoven respectait et estimait beaucoup l'archiduc Rodolphe qui contribuait à sa rente et qui fut son ami. Même si les leçons qu'il lui donnait lui pesaient parfois, il savait s'y soustraire en invoquant ses problèmes de santé. Michaux a relevé que sur les 1570 lettres de Beethoven collectées par E. Anderson 104 sont adressées à l'archiduc entre août 1810 et novembre 1824, dont 67 évoquent des problèmes de santé, souvent pour se justifier de ne pas pouvoir lui assurer ses leçons. Pour Boyer Beethoven n'est ni un révolutionnaire ni un républicain. Il conteste aussi, dans son livre démonstratif, qu'il fut un romantique, tel que l'ont vu certains auteurs (surtout E.T.A. Hoffmann, Bettina Brentano, et Wagner). Pour lui, il appartient à la génération classique du XVIIIe siècle, de l'*Aufklärung* et du préromantisme du *Sturm und Drang*.[1] Il voit en lui un partisan du libéralisme de Joseph II, pour lequel il composa une cantate à sa mort en 1790. Notons aussi que Beethoven semble respecter la

---

[1] Boyer J., *op. cit.* p. 426-438

science à l'égal de l'art, et n'exprime aucune idée qui romprait avec le rationalisme de la philosophie des Lumières.

Dans une lettre à son ami Zelter du 2 septembre 1812 Goethe souligna la nature indomptée de Beethoven, et le plaint pour sa surdité qui le rendait insociable : *J'ai connu Beethoven à Teplitz. Son talent m'a ébloui ; mais malheureusement il a une personnalité tout à fait indomptée. Il n'a sans doute pas tort de trouver le monde détestable, mais tout de même, avec ses façons, il ne fait rien pour le rendre plus agréable à lui-même ou à ceux qui l'entourent. En même temps, il mérite d'être amplement pardonné et excusé car sa surdité continue d'augmenter et exerce sur son caractère une influence négative, dont toutefois sa vie sociale en ressent plus que sa vie musicale. D'un naturel normalement réservé, il le devient deux fois plus à cause de son infirmité.*[1]

Ils ne se reverront pas, et les Massin ont insisté sur l'indifférence par la suite de Goethe envers Beethoven, comme vis-à-vis de Schubert plus tard. Malgré cela, Beethoven continua jusqu'à sa mort à vénérer Goethe, sans aucun retour amical de sa part.

Le 17 juillet il pensait encore rester quatre semaines à Teplitz. Mais il y rencontra un médecin, Staudenheim, qui l'envoya, dit-il dans une lettre à l'archiduc Rodolphe du 12 août, à Karlsbad. Il se rendra ensuite à Franzensbrunn d'où il reviendra à Teplitz, sans certitude quant à l'amélioration de sa santé. Médecin réputé Staudenheim avait été nommé médecin de la cour impériale.

Le 26 juillet, Beethoven partit donc à Karlsbad (aujourd'hui Karlovy Vary en Tchéquie), qui serait la station qu'il désignait dans sa lettre à la bien-aimée par

---

[1] *Les Lettres de Beethoven,* p. 427, Massin, *op. cit.* p. 249 ; Rolland, *Beethoven, les grandes époques créatrices*, Albin Michel, Paris, 1966, p. 314

l'initiale K, mais la quitta le 8 août pour Franzensbrunn (aujourd'hui Františkovy Lázně en Tchéquie), où il demeura jusqu'au 8 septembre. Très peu transparaît de ces deux séjours sinon qu'il descendit à Karlsbad dans le même hôtel que Franz Brentano (1765-1844) et sa femme Antonia. À Franzensbrunn il trouva un temps digne d'un mois de novembre, et se fatigua des bains, de l'oisiveté, et des inévitables incidents et accidents.

Karlsbad est une station célèbre, créée au XIVe siècle par le roi de Bohême et empereur Charles IV (1316-1378). Elle se développa surtout au XIXe siècle. Elle reçut beaucoup d'hommes illustres : Pierre le Grand, les écrivains Goethe, Schiller, Mickiewicz et Pouchkine, et une pléthore de musiciens : Paganini, Chopin, Schumann, Brahms, Dvořak, B. Smetana et Wagner, outre Beethoven. On y traite surtout les troubles digestifs, indication donc adaptée aux maux de ce dernier. Dix sources ont une chaleur de 43 à 72° C.

Franzensbrunn est avec Karlsbad la plus ancienne ville d'eau de Bohême occidentale. Paracelse, dès 1526, lui attribua des vertus curatives. Mais ce fut Franz II qui créa la station à la fin du XVIIIe siècle. Le suédois Berzelius (1779-1848) en fit l'analyse chimique. Les vingt-trois sources sont alcalines, salines et muriatiques, contiennent une grande quantité de sels de Glauber (sulfate de sodium), et ont pour indications les maladies gynécologiques et cardio-vasculaires.

Beethoven retourna à Teplitz le 8 septembre, Staudenheim trouvant finalement que cette station lui convenait mieux. Il y séjourna jusqu'au 5 octobre.

Il y retrouva une amie, cantatrice amatrice de Berlin, Amalie Sebald, qu'il informa le 16 septembre d'un mal survenu la veille et qu'il attribue à son système digestif : *Je ne me suis pas senti très bien depuis hier, depuis ce matin mon indisposition s'est accusée plus fortement ; quelque nourriture indigeste en est la cause et, à ce qu'il paraît, en moi la nature irritable réagit aussi bien au mauvais qu'au bon* [...][1] Ce jour-là, peut-être pour y remédier, il eut l'idée d'aller à l'aube dans les bois malgré le brouillard épais, ce qui aggrava son état, rendant peut-être, admet-il, plus difficile sa guérison. Quelques jours plus tard, toujours alité, il lui répondit ne pas encore connaître l'issue de son mal car il lui semblait tantôt aller mieux, tantôt se diriger vers une longue maladie. Il lui avoue son impuissance à maîtriser son mal, à la différence de sa musique.[2] Il lui sembla aller mieux mais dut s'aliter à nouveau.

Cette seconde cure fut-elle bénéfique à sa santé ? Rien n'est moins sûr. Moralement, peut-être, par son succès amoureux, bien que mêlé certainement d'amertume par l'impasse où il risquait de mener. Il déclara lui-même à la fin de l'année ne pas être dans la santé la meilleure. Mais c'est physiquement qu'il se sentait le moins mal. Au moins ramena-t-il de son séjour, dans ses bagages, le manuscrit achevé de sa *Huitième symphonie* !

Avant de rentrer à Vienne il passa à Linz où vivait Johann, son frère cadet de trente-six ans, apothicaire propriétaire d'une pharmacie, et encore célibataire. Celui-ci avait une gouvernante devenue sa maîtresse. Beethoven, qui s'est toujours cru investi de l'autorité paternelle envers ses frères, et qui avait un certain puritanisme, voulut chasser de manière tyrannique la concubine. Son frère rechigna

---

[1] Ib., p. 429 ; Massin, *op. cit.* p. 256

[2] *Je ne puis encore rien vous dire de certain quant à mon état.* [...] *Si je pouvais exprimer ce que je pense de mon mal au moyen de signes aussi sûrs que ceux avec lesquels j'exprime mes pensées par la musique, alors je me tirerais bientôt d'affaire moi-même.* (Ib., p. 432 ; Massin, *op. cit.* p. 256-257)

jusqu'à le faire assister à leur mariage le 8 novembre. Beethoven arriva à Vienne le lendemain.

B. Dépression, idées morbides, aggravation de ses maux, solitude, ennuis juridiques (1813 - 1818)

1/ Dégoût de vivre et pessimisme des médecins

Le retour à Vienne ne se passa pas très bien. Il eut des démêlés financiers avec ses mécènes, et il signa une lettre à Zmeskall du 25 février 1813 « Ludwig van Beethoven *miserabilis* ». Il l'informa que depuis leur dernière rencontre, apparemment un mois auparavant, il fut presque toujours malade. À cause de sa santé il partit précipitamment à Baden en juin, et y retrouva la nature. Il y négligea en fait sa santé, son apparence et la propreté. Sa verve créatrice se tarit. Il apparaît dépressif.

Ensuite, il sembla admettre l'impossibilité de vivre sa passion amoureuse, et se réfugia dans son art. Une académie concoctée avec le mécanicien de la Cour, J.N. Maelzel (1772-1838), inventeur du métronome et de différents cornets acoustiques dont Beethoven se servira, le remit en selle, d'autant que beaucoup d'États germaniques, la Prusse puis l'Autriche, se joignirent successivement à la coalition alliée en vue de vaincre Napoléon, qui subira une défaite décisive lors de la grande bataille des Nations de Leipzig d'octobre 1813. Il se promettra en 1818 d'écrire un chant national pour l'anniversaire de cette victoire et de le faire exécuter tous les ans.[1]

En février 1814, il écrivit à l'archiduc Rodolphe que malgré sa bonne mine il ne se sentait pas bien. Moralement ou physiquement, ou les deux ? À cette époque il écrivit dans un de ses *Carnets intimes* du manuscrit Fischoff : *Décision des médecins sur ma vie. Si je ne puis être sauvé,*

---

[1] *Carnets intimes*, tr. de l'allemand par M.V. Kubié, introduction par E. Buenzod, Buchet/Chastel/Libella, Paris, 2005, p. 49

*dois-je faire usage de *** ??? Achever rapidement auparavant ce que je n'ai pu encore terminer. Consultation avec ***.*[1] Le copiste a laissé deux blancs. On y apprend que Beethoven a consulté plusieurs médecins. Les Massin s'étonnent que malgré sa production créatrice il songeait à nouveau au suicide, se croyant atteint d'une maladie incurable. Rien ne perce sur celle-ci. Sans vouloir faire un roman ils conjecturent une aggravation ou une rechute d'une éventuelle syphilis, diagnostic qui nous paraît improbable. On retrouvera cette même pudeur envers ses maux chez un autre Viennois, Schubert.

En mars 1814 Beethoven fit connaissance avec Schindler, un violoniste âgé de dix-huit ans, qui jouera plus tard un grand rôle auprès de lui, et qui écrira une biographie controversée du musicien parue en 1840.

2/ Andreas Bertolini

À la veille de la générale de *Fidelio* qu'il avait beaucoup remanié pour sa troisième version il dîna d'un bon appétit avec son ami médecin Andreas Bertolini et esquissa la nouvelle ouverture de son opéra, qui reçut cette fois un grand accueil à la première du 23 mai 1814. Disons quelques mots de Bertolini d'après Neumayr et Michaux.

Andreas Bertolini fut l'assistant le plus proche de Malfatti. À partir de 1806 Beethoven lia une étroite amitié avec lui, qui serait la plus profonde de toutes celles avec ses médecins.

En juillet Beethoven tomba à nouveau malade et dut s'aliter. Il se plaignit aussi des agissements de Maelzel, outre que ses appareils acoustiques avaient peu d'utilité pour lui. En septembre où il se trouva à Baden, il informa l'archiduc Rodolphe avoir souffert d'une inflammation intestinale non encore complètement guérie, qui l'aurait amené aux portes de la mort. Dans une autre lettre il lui fait

[1] Ib., p. 20 ; Massin, *op. cit.* p. 275

savoir qu'on lui a posé depuis la veille des vésicatoires par lesquels le médecin espère le guérir non temporairement mais pour toujours.

3/ Gloire et misère lors du congrès de Vienne (3 octobre 1814 – 9 juin 1815)

Il passa l'été à Baden, puis Vienne commença à préparer le congrès, qui s'ouvrira en octobre, et qui devait décider du redécoupage de l'Europe. Metternich, légitimiste réactionnaire, en fut le maître d'œuvre. On y honorerait les grands hommes, dont Beethoven pour son patriotisme et son art. Les étudiants en médecine et en droit l'acclamèrent dans les rues. Il donna son dernier concert en tant que pianiste le 25 janvier 1815 devant un parterre d'empereurs et de rois. Varnhagen, tout juste marié à Rahel, assista au congrès en tant que membre de l'état-major de Hardenberg. Il rencontra une dernière fois Beethoven en 1814 sur l'invitation du prince Radziwill. Il lui sembla devenu hypocondriaque, aigri et d'un commerce difficile.[1]

En février 1815 il renoua avec la comtesse Erdödy qui lui adressa trente-quatre bouteilles, peut-être du vin de Hongrie. En avril il reçut une lettre d'Amenda et dans sa réponse prompte il souligne son mauvais destin qui le tient éloigné de tout ce qu'il aime ou pourrait aimer, à l'inverse de celui de son ami qui vivait heureux et avait des enfants. Il répétera la même chose à Wegeler, à Ries, de même qu'à Hummel peu avant de mourir.

Il compatit à la mauvaise santé de la comtesse Erdödy durant l'été. Il séjournait peut-être en cure car il lui dit avoir besoin de prendre des bains. Il fit part à Brauchle de ses souffrances : *Je ne me sens pas bien, cher B[rauchle], mais aussitôt que j'irai mieux, je vous ferai une visite - Mécontent d'un tas de choses, plus sensible que tous et avec*

[1] Boyer J., *op. cit.* p. 182

cette calamité de mon ouïe, je ne trouve guère que souffrances *à fréquenter mon prochain.*[1]

Il s'inquiéta aussi de la santé de son frère Caspar Carl qui, écrivit-il à Antonia Brentano, tenait à sa vie, contrairement à lui qui quitterait bien la sienne. Son frère mourra, comme leur mère, de phtisie pulmonaire chronique, le 15 novembre, à 41 ans. Il avait un fils, prénommé Karl, âgé de neuf ans à sa mort. Il était marié avec une femme mauvaise, indigne et corrompue selon Ludwig, qui la traitera de tous les noms parce que condamnée à un an de prison en 1811 pour adultère constaté, notamment par son fils. La mort de son frère étant imminente Beethoven voulut s'ériger en tuteur du neveu. Stephan von Breuning tenta de l'en dissuader, ce qui causa une brouille avec les Beethoven et une rupture presque complète entre eux deux. Son amitié avec le compositeur, cependant, se renouera étroitement en août 1825, deux ans avant leur mort à deux mois d'intervalle.

Beethoven, pour avoir la garde exclusive de son neveu, intenta une multitude de procès successifs à sa belle-sœur, qu'il accusa même d'avoir empoisonné son mari. Il gagnera d'abord en janvier 1816 puis en 1820, mais sans en mesurer les conséquences morales sur son neveu qui fera une tentative de suicide en 1826.

Durant l'année 1816 il fut constamment malade. En février il confia à Ries que depuis un certain temps il n'était pas bien et que la mort de son frère avait agi sur son esprit et ses nerfs. Il plaça son neveu dans une pension d'éducation dirigée par un homme d'origine espagnole, Giannatasio del Rio, marié à une Italienne. Ils avaient deux filles dont l'une, Franziska dite Fanny (1790-1876), s'éprit secrètement de Beethoven, tint un journal quotidien et

---

[1] *Les Lettres de Beethoven*, p. 576-577, Massin, *op. cit.* p. 283

laissa des souvenirs qu'elle publia en 1857. Son journal parut après sa mort.

Elle admirait la musique de Beethoven, et trouvait ses sentiments très nobles et très délicats. Elle avait échoué deux fois dans des fiançailles, et craignit que son intimité croissante avec lui, un homme excellent selon elle, fasse dépasser son sentiment pour lui des bornes de l'amitié et nuise à sa tranquillité. Presque tous les soirs il venait dans le cercle familial du pensionnat pour voir son neveu, se donnant le rôle de père, et injuriant sa mère de tous les noms. Son procès, au sujet de la tutelle, le rendait presque malade. Il devait craindre la phtisie car, selon Fanny, il crachait sans cesse dans son foulard en le regardant chaque fois, si bien qu'elle le soupçonnât longtemps d'avoir peur d'y trouver du sang.

Le 15 octobre, il contracta une irritation catarrhale qui se prolongea plusieurs semaines. Il adopta comme devise de s'emparer de la joie à travers la souffrance (*durch Leiden Freude*). Il souhaitait communiquer à l'humanité entière son art, en voyageant, ou par l'intermédiaire d'une cour ou d'une petite chapelle, à la gloire du Tout-Puissant, de l'Éternel, de l'Infini. Il imagina qu'un nouvel appareil acoustique plus perfectionné, conçu par Maelzel, pourra lui permettre de voyager, car il avait le projet de se rendre en Angleterre et dans les Flandres, le pays de ses aïeux. S'il voulut glorifier Dieu il recommandait de cultiver la science, car *il n'est pas de sentier plus sûr pour l'homme.*[1]

4/ Mort de son frère Caspar Carl et tutorat de son neveu Karl (novembre 1815 – janvier 1816)

Beethoven buvait-il alors régulièrement ? En mars 1816 il écrivit à Franz Brentano : *Je vous présente, mon cher ami, le premier dégustateur en vins de l'Europe, monsieur Neberich. Même sur le plan esthétique, dans l'ordre de*

[1] *Carnets intimes*, *op. cit.* p. 26 ; Massin, *op. cit.* p. 285

succession des différents produits de la viticulture, ce maître obtient le succès qu'il mérite. [...] *à chaque sacrifice offert à Bacchus, il joue le rôle de grand prêtre* [...][1] Il projeta d'ailleurs de composer un opéra sur Bacchus, d'après un livret recommandé par Amenda.

Au printemps il souffrit à nouveau de violentes coliques et se trouva malade pendant des semaines. Après sa maladie, le 11 avril, il revint dans la famille de Fanny et entreprit *le récit de ses misères, ajoutant qu'un jour ces malheureuses coliques le mèneraient au tombeau.* Fanny lui cria alors à l'oreille *Ne parlons pas de cela d'ici longtemps.* Il répartit, raconte-t-elle : *Quel pauvre homme que celui qui ne sait pas mourir ! Je n'avais pas encore quinze ans que j'en avais déjà fait l'apprentissage.*[2] Ceci affecta beaucoup Fanny.[3]

À Ries, qui vivait à Londres, il exprima le 8 mai sa solitude de célibataire.[4] À Marie Erdödy, en voyage en Italie, il rapporta sa santé chancelante, sa pensée fréquente et sa crainte prématurée de la mort, non pour lui, mais pour son neveu, qu'il considérait comme son fils. Deux jours plus tard il compléta cette lettre du 13 mai en exprimant son empathie au sort qu'elle venait de subir en perdant son fils : *je prends une part profondément sincère à votre irréparable perte – Peut-être ne vous ai-je pas encore dit*

---

[1] *Les Lettres de Beethoven*, p. 630, Massin, *op. cit.* p. 298

[2] *Tablettes de la Schola Cantorum*, novembre 1912, p. 71

[3] Le 7 juin 1816 elle nota dans son journal : *mon cœur se serra tout d'un coup et mes yeux s'emplirent de larmes lorsque je l'entendis déclarer qu'il ne tenait point à la vie, et qu'il s'y raccrochait seulement à cause du petit garçon.* (Ib., p. 74)

[4] *Mes compliments à Madame votre épouse. Par malheur, je n'ai pas de femme ; je n'en ai trouvé qu'une, et sans doute je ne la posséderai jamais. Sans être pour autant un misogyne.* (*Les Lettres de Beethoven*, p. 640, Massin, *op. cit.* p. 303)

que depuis longtemps je ne vais pas du tout bien et que c'est une des raisons de mon long silence [...][1]

5/ Une visite d'un jeune médecin, Karl von Bursy (mai 1816) ; accueil de la famille del Rio à Baden (septembre 1816)

Il reçut la visite, à la fin du mois de mai, d'un médecin de vingt-cinq ans de passage à Vienne, introduit par Amenda et qu'il accueillit avec joie au souvenir de la bonté de son ami. Bursy, qui deviendra chirurgien à Salzbourg publia des souvenirs de sa rencontre en 1854 dans la *Gazette de Petersbourg.*[2] Il décrit Beethoven ainsi : *le visage est un peu rouge, les yeux sont de feu, mais profonds et animés d'une vie extraordinaire.* [...] *Il me pria de parler fort, parce qu'alors il avait l'oreille particulièrement dure, aussi voulait-il aller passer l'été à Baden, à la campagne. D'ailleurs il était depuis longtemps malade et n'avait rien composé de nouveau.* [...] *Jusqu'à présent, sa maladie ne lui a pas permis ce travail* [sur son opéra *Bacchus*]. Beethoven geignait sur son absence d'amis à Vienne, et sur la vie qu'il menait dans cette ville qu'il jugeait hideuse : *La bile bouillonne en lui. Il s'attaque à tout, il est mécontent de tout et maudit en particulier l'Autriche, Vienne surtout. Il parle vite et avec une grande animation. Souvent il frappait du poing sur le piano, si violemment que tout résonnait dans la chambre. Il n'a pas de retenue, et il me confia bientôt sa situation personnelle et me raconta bien des choses sur lui et les siens.*[3]

Bursy en déduisit l'existence chez Beethoven d'une hypocondrie : *C'est là précisément le* signum diagnosticum

---

[1] Ib., p. 643, Massin, *op. cit.* p. 304

[2] Prod'homme précise que la censure russe en retrancha des membres de phrases, mais que le gendre de Bursy, E. Meyer, en fit une copie qu'il remit au musicologue Jahn. (Prod'homme J.-G., *Beethoven raconté par ceux qui l'ont vu*, Paris, 1927, p. 74)

[3] Ib., p. 74-75 ; Massin, *op. cit.* p. 305

de l'hypocondrie. Cette hypocondrie venait fort à propos pour moi et j'appris ainsi de sa propre bouche beaucoup de choses sur son existence.[1]

Beethoven se plaignait que l'art n'était plus aussi élevé au-dessus du vulgaire, plus aussi estimé et rémunérait mal. Les Viennois voulaient faire travailler les artistes tout en les payant comme des gueux, et jamais le convenu. Il jugea le roi de Prusse [Frédéric-Guillaume III] très misérable parce qu'il paya un concert dix ducats et comme *extra.* Cela ne l'empêcha pas de lui dédier plus tard la *Neuvième symphonie*, pour laquelle le roi confirmera sa mesquinerie, ou son faible respect du musicien.[2] Seul l'empereur de Russie [Alexandre 1er] paya honnêtement son billet cent ducats. Beethoven trouvait la musique en décadence, l'empereur d'Autriche [Franz I] ne faisant rien pour l'art et le public se contentant de tout. Il voulait faire de son neveu Karl un artiste ou un savant, estimant qu'*il n'y a que l'artiste et le libre savant qui portent leur bonheur en eux*[3] et exprimant des idées magnifiques sur la vie. Bursy le vit distiller son café dans un alambic de verre.

Dans son portrait du caractère de Beethoven Herriot rapporte qu'on pouvait le voir chez lui en tablier bleu préparant d'invraisemblables mixtures ou des recettes proches de la thériaque. Un fromage de Lombardie et un salami de Vérone pouvaient trainer sur des esquisses d'un quatuor. Il l'estime un fort buveur, des bouteilles de vin de Lombardie se trouvant çà et là dans son appartement à demi vidées. Rolland, plus objectif semble-t-il, le juge point buveur au mauvais sens du terme, contrairement à ce qui

---

[1] Ib., p. 75

[2] Après sa dédicace de la *Neuvième Symphonie* en 1826 à Frédéric-Guillaume III sur autorisation de celui-ci Beethoven attendit de sa part une décoration qui se substitua en une bague à un diamant que Holz vit évaluer et qui se révéla ne valoir que 160 florins, le diamant n'ayant rien de précieux. (Solomon, *op. cit.* p. 398-399)

[3] Prod'homme, *op. cit.* p. 77

était dit, sauf durant les deux années, 1825 et 1826, où il fut proche de Holz.[1] Archimbaud juge aussi Beethoven non buveur, et ayant su conjurer l'alcoolisme de sa grand-mère et de son père.

Durant l'été 1816 Beethoven séjourna à nouveau à Baden, pas avant la fin du mois de juillet car son médecin lui avait interdit d'abord de quitter Vienne à cause de sa poitrine insuffisamment guérie malgré tous ses efforts. Le 12 septembre, il y fit venir toute la famille del Rio, pesta contre les personnes chargées d'accommoder son logement pour qu'elle y passe la nuit. Comme il se plaignit de ses domestiques qui, bien que connaissant sa surdité, ne faisaient rien pour se faire comprendre de lui, le père del Rio remarqua qu'il n'y arriverait jamais s'il n'épousait pas une brave femme aimante, et lui demanda en souriant s'il ne connaissait personne, songeant peut-être à Fanny. Celle-ci, raconte-t-elle dans son journal, fut saisie douloureusement quand Beethoven répondit qu'il connaissait depuis cinq ans une personne qui eut fait le bonheur de sa vie. Rien n'avait pu lui arracher du cœur ce sentiment. Il déclara aussi qu'il n'avait jamais trouvé d'harmonie plus parfaite.[2] Cependant, il l'imaginait, selon Fanny, comme une quasi-impossibilité, une chimère.

Il revint à Vienne quelques jours plus tard et chargea un des fils de l'éditeur P.J. Simrock de Bonn de deux lettres pour Francfort, l'une pour Wegeler, auquel il n'avait pas écrit depuis six ans, et l'autre pour Antonia Brentano. Il avait songé à prendre chez lui Karl après l'opération d'une hernie que celui-ci devait subir. Le chirurgien Karl von Smetana (1774-1827) l'opéra le 18 septembre 1816 avec succès, lui prescrivant quelques bains à prendre avant

[1] Rolland, *Beethoven, les grandes époques créatrices*, Albin Michel, Paris, 1966, p. 22

[2] *Tablettes de la Schola Cantorum*, novembre 1912, p. 78

l'opération. La veille de l'intervention Fanny tentait de rassurer Beethoven.[1]

Celui-ci renonça finalement à cohabiter avec son neveu, car il trouvait sa maison mal tenue et parce que *ma santé ne semble pas guère pressée de vouloir se rétablir.*[2] Il en accepta les sacrifices financiers. Il demanda en novembre à del Rio de reprendre Karl pour un trimestre après son opération, et l'interrogea sur la manière de s'y prendre pour rétribuer Smetana. Cette opération lui coûta 370 Gulden retranchés de son traitement annuel de 3400 Gulden. En mai il payait 1100 Gulden de loyer et 900 à son couple de domestiques.

6/ Une maladie pulmonaire chronique (octobre 1816 – mars 1818)

Si depuis mars 1816 sa santé ne s'améliora guère il attrapa en octobre à Baden un catarrhe sévère, dangereusement fébrile, qui s'aggrava en décembre, uni à une crise de rhumatismes. Il relata son état le 28 décembre à Nanette Streicher (1769-1833).[3]

Celle-ci, fille du fameux facteur d'orgue et de piano d'Augsbourg J.A. Stein, avait épousé en 1794 J.A. Streicher, ce musicien qui s'était enfui de l'Académie

---

[1] *Quel plaisir ce fut pour moi au retour de lui donner toutes sortes d'explications à propos de la prochaine opération de Charles, de lui fournir une foule de petits détails qui faisaient l'objet de ses préoccupations ! Je le tranquillisai sur le chapitre des soins, etc.* (Ib., p. 79)

[2] *Les Lettres de* Beethoven, p. 679 ; Massin, *op. cit.* p. 312

[3] *J'ai vu hier chez moi votre chère fille, mais j'étais* si *malade que c'est à peine si je me rappelle sa visite. Avant-hier mes jolis cocos de* domestiques *ont employé trois heures, de sept à dix heures du soir, pour que j'aie du feu dans mon poêle. Avec le froid horrible qu'il fait, surtout chez moi, j'ai pris un tel refroidissement que c'est à peine si je pouvais hier toute la journée remuer un seul membre. La toux et les terribles maux de tête que j'aie eus m'ont accompagné tout le temps ; le soir dès six heures j'ai dû me mettre au lit.* (Ib., p. 801 ; Massin, *op. cit.* p. 316)

militaire de Stuttgart avec Schiller en 1782 en violant l'interdiction du duc de Wurtemberg de quitter son pays, et qui devint facteur de pianos à Vienne.

Les symptômes de Beethoven ressemblent à un syndrome grippal. Sa maladie évolua en pneumonie et sera une des maladies les plus graves dont il fut atteint. Pendant des mois, jusqu'à la fin de février 1817, il gardera souvent la chambre et s'alitera fréquemment. Il eut conscience du danger et de son risque de mourir. Que ce soit pour son neveu, ou pour toute autre motivation, il s'accrocha à la vie, comme il l'exprime dans la dernière note de son journal pour l'année 1816 : *Ne plus jamais vivre seul avec un domestique. C'est et ce sera toujours un grand risque. Supposons, par exemple, que le maître tombe malade en même temps que le domestique !* [1]

N'arrivant pas à guérir il changea de médecin, abandonnant Malfatti, et commença un nouveau traitement le 15 avril 1817. Il reprit Staudenheim, rencontré à Teplitz en 1812 et qui l'avait pris en charge sur place.

Selon Michaux J.R. Staudenheim, né à Mayence, reçut sa formation médicale à Paris sous Antoine Fourcroy, et à Augsbourg. Il la termina à Vienne sous l'autorité de Maximilian Stoll. Renommé, il fut le médecin personnel de Franz I et, en 1821, attaché au duc de Reichstadt. Adepte des cures thermales il en fit faire plusieurs à Beethoven. Il fut aussi le médecin de Metternich qu'il envoya en cure à Karlsbad en juillet 1818 pour une douleur rachidienne. La cure consistait en deux séries de soins avec un intervalle de quatre jours durant lequel Metternich se rendit dans son domaine familial de Königswart. De là il prolongea sa cure à Franzensbrunn. À l'annonce d'une apoplexie puis de la mort de son père il voulut retourner à Vienne, mais

[1] *Carnets intimes, op. cit.* p. 41 ; Massin, *op. cit.* p. 316

Staudenheim lui interdit d'interrompre sa cure.[1] Celui-ci soigna aussi son fils Victor, en 1828, sans succès.[2]

Beethoven raconta l'évolution de sa maladie à la comtesse Erdödy dans une lettre du 19 juin 1817 : *Je suis trop bousculé depuis longtemps, trop accablé de soucis. Après m'être senti mal constamment depuis le 6 octobre 1816, une forte fluxion de poitrine m'a contraint à rester longtemps au lit depuis le 15 octobre. C'est seulement au bout de plusieurs mois que je suis autorisé à faire de rares sorties.* Jusqu'à présent *les effets de cette maladie* continuent à se faire sentir. *J'ai changé de médecin car le mien, un Italien roublard* [Giovanni Malfatti], *avait tant d'arrière-pensées en ce qui me concerne qu'il manquait à la fois d'honnêteté et d'intelligence. On était en avril 1817.*[3]

Il lui apprend que du 15 avril au 4 mai il prit chaque jour six poudres et six bols de thé, ensuite une autre poudre six fois à nouveau par jour tout en devant se frictionner trois fois par jour avec un onguent volatil. Puis il dut venir à Heiligenstadt pour prendre les bains, indiquant dans son journal : *Le 2 mai, prendre les poudres et se graisser la poitrine, louer une pièce et prendre immédiatement un logement à la campagne !* [4] Une lettre de l'année indique qu'il prit de la poudre émétique.

Il songea à partir à Francfort le 21 mai, on ne sait pourquoi.

Le 18 juin on lui prescrivit un autre traitement, douze cuillerées par jour d'une certaine teinture. Il poursuit sa lettre à la comtesse en lui confiant son état désespérant : *J'espère tous les jours en finir avec cet état d'épuisement ; bien qu'il y ait du mieux, il semble néanmoins qu'il passera*

[1] Bertier de Sauvigny Guillaume de, *Metternich*, Fayard, 2e éd. augmentée, 1998, p. 304-305

[2] Ib., p. 413-414

[3] *Les Lettres de Beethoven*, p. 757-758

[4] *Carnets intimes*, *op. cit.* p. 46)

encore du temps avant que je sois tout à fait guéri.[1] Il se plaint aussi de l'aggravation de sa surdité, et de ses pertes de revenus à cause de sa maladie, ne pouvant composer que très peu. Il demande à la comtesse si elle peut l'accueillir en septembre et en octobre s'il était remis. Ce projet n'eut pas de suite.

Dans son journal, le 30 avril ou le 1er mai, il se réfère à Gall, l'inventeur de la phrénologie, relevant son opposition aux bains froids.[2] Hufeland (1762-1836) fut aussi un adversaire de cette pratique, dès 1796.

F.J. Gall (1758-1828), né dans le duché de Bade, termina ses études médicales en 1785 à Vienne où il exerça comme médecin-chef dans l'hôpital des sourds-muets. Suite à un article exposant de manière concise sa théorie paru en 1798 dans le *Neue teutsche Merkur* de Wieland il fut perçu comme un libre penseur matérialiste et un édit de 1801 de l'empereur germanique Franz II lui interdit de donner des cours privés chez lui. Finalement, après une tournée dans les États germaniques, il s'installa à Paris en 1807, y demeurant jusqu'à sa mort. La phrénologie, bien que contestée, notamment par Hufeland[3], eut beaucoup de succès à Paris. Il réussit aussi en clientèle privée, soignant notamment l'aristocratie et le personnel de l'ambassade d'Autriche.

Après Heiligenstadt Beethoven séjourna à Nussdorf d'où il écrivit le 7 juillet à Nanette Streicher pour manifester

---

[1] *Les Lettres de Beethoven*, p. 758 ; Massin, *op. cit.* p. 324

[2] *Gall déclare que le bain froid est nuisible à la croissance du corps ; il veut que l'on défende aux jeunes gens de 14 à 21 ans l'usage des bains froids, jusqu'à ce qu'ils aient atteint leur plein développement.* (*Carnets intimes*, *op. cit.* p. 46)

[3] Sur l'histoire de la phrénologie et la critique d'Hufeland contre cette théorie voir notre ouvrage *Christoph Wilhelm Hufeland (1762-1836) hygiéniste, professeur de médecine, et médecin à la cour du roi de Prusse*, collection « Médecine à travers les siècles », L'Harmattan, Paris, 2024, p. 209-220

son désarroi envers son nouveau médecin et sa maladie : *J'ai beau en général aimer la solitude, elle me fait mal en ce moment, d'autant plus qu'il m'est à peine possible, avec tous ces médicaments à prendre et ces bains, de me livrer à mes occupations habituelles ; il faut ajouter encore l'angoissante appréhension que ma santé ne s'améliorera peut-être jamais plus ; j'ai des doutes sur mon médecin actuel* [Staudenheim] *qui a fini par diagnostiquer dans mon état une* affection pulmonaire.[1] À un poète qui le sollicitait il parle d'un état maladif qui persistait depuis quatre ans, soit depuis 1814.

Au mois d'août et septembre 1817 il informa Zmeskall de son désespoir et son désir d'en finir avec la vie à cause de toutes ses infirmités.[2] On ne sait si des médecins continuaient à le soigner. À Nussdorf il se sentit abandonné.[3]

Le 1er septembre il informa l'archiduc Rodolphe de la persistance de son mauvais état de santé malgré une amélioration, qu'il prenait des médicaments de tous genres, sous toutes les formes, et renonçait à l'espoir de se rétablir complètement. Le 10 septembre il indique à Zmeskall qu'il doit encore consulter son stupide médecin.[4] Celui-ci l'avisa

---

[1] *Les Lettres de Beethoven*, p. 761 ; Massin, *op. cit.* p. 325

[2] *J'apprends avec regret que votre santé laisse à désirer. Quant à moi, je suis souvent au désespoir et tenté de mettre fin à mes jours, car on ne verra sans doute jamais le terme de toutes mes infirmités ! Que Dieu me prenne en pitié, je me considère comme perdu.* […] *Ma santé exige que je prenne* mes repas à la maison *et que j'aie plus de confort chez moi ;* […] *Si cet état de choses persiste, je ne serai pas à Londres l'an prochain, mais peut-être au tombeau.* (Ib., p. 778 ; Massin, *op. cit.* p. 327) *Je fais maintenant l'expérience de ce que l'on éprouve à se rapprocher chaque jour davantage de son tombeau, et sans musique.* (Ib., p. 786 ; Massin, *op. cit.* p. 328)

[3] *Le sentiment que l'on éprouve sans soins, sans amis, sans rien, obligé de rester seul et souffrant, il faut en avoir fait l'expérience.* (Ib., p. 778)

[4] *Je dois aujourd'hui aller de nouveau consulter le médecin de la stupidité duquel je commence à être fatigué.* (Ib., p. 786-787)

qu'un voyage distrayant serait très bon pour sa santé. Malgré des phases où il se sentait mieux il pensait de façon récurrente à la mort.[1]

À la fin de l'année 1817 il prit froid dans son nouvel appartement mal chauffé, se plaignant de maux de tête terribles et de toux. Son médecin lui interdit de sortir dehors après six heures du soir.[2]

Au début de l'année 1818, il enleva de l'Institut del Rio, après deux années d'éducation scolaire, son neveu Karl, qui allait avoir douze ans, et le prit chez lui.

En mars il écrivit à Ries que sa mauvaise santé l'avait empêché de se rendre à Londres cet hiver, mais qu'il espérait guérir entièrement durant le printemps et l'y rejoindre à la fin de l'année pour répondre à l'invitation de la Société Philharmonique. Dans cette espérance il partit en mai à Mödling pour sa convalescence.

---

[1] *Tout ce que je puis vous dire, c'est que je vais mieux. J'ai bien, il est vrai, l'autre nuit songé souvent à ma mort ; ces pensées-là, même durant le jour, ne me sont pas étrangères.* (Ib., p. 820 ; Massin, *op. cit.* p. 329)

[2] Ib., p. 808

CHAPITRE V : Maux divers et récurrents (1818 - 1823)

A. Maux d'estomac, jaunisse, rhumatismes et diarrhée (mai 1818 – octobre 1821)

1/ Troubles gastro-intestinaux (1818 - 1820)

Des contrariétés engendrées par Karl et par ses domestiques lui créèrent à Mödling, où il arriva le 19 mai et passera trois étés de suite à partir de 1818, des maux d'estomac.

Le 18 juin il réclama à Nanette Streicher, qui s'occupait depuis plusieurs mois de ses soucis domestiques, quelqu'un qui fasse de la bonne cuisine, chose essentielle pour lui car il se sentait très mal et ressentait le besoin de restaurer son estomac.

Sa santé s'améliora beaucoup à Mödling, jusqu'à lui faire dire en septembre qu'elle n'avait jamais été meilleure et que même son audition s'améliorait.

En décembre, Karl s'enfuit du lycée pour retrouver sa mère, ce qui mit son oncle dans un émoi douloureux, et suscita plusieurs procès contre celle-ci.

Il repassa l'été 1819 à Mödling. En août, il se plaignit à l'archiduc que ses soucis avaient agi défavorablement sur sa santé, qu'il ne se sentait pas bien et avait dû reprendre des remèdes depuis quelque temps. Aussi, se justifie-t-il de ne pas avoir beaucoup travaillé à la *Messe* destinée à la cérémonie d'intronisation de l'archiduc comme cardinal et archevêque d'Olmütz prévue le 19 mars 1820. Le 18 septembre il écrivit à Zelter, alors à Vienne, qu'à cause de sa santé affaiblie son séjour à la campagne n'avait pas été aussi profitable qu'habituellement. Il essayait d'ailleurs une médecine dont il attendait les effets.

Pourtant, durant le premier semestre 1820 il sembla en pleine forme puisqu'Oliva va jusqu'à lui dire dans un des *Cahiers de conversation* : *Depuis que je vous connais vous paraissez chaque année plus sain et mieux portant. Vous deviendrez centenaire.*[1]

Les *Cahiers de conversation* de Beethoven constituent les traces écrites, par le fait de sa surdité, des dialogues qu'il tint avec ses interlocuteurs de février 1818 jusqu'à sa mort. Ils furent recueillis, en partie détruits, tronqués et quelquefois modifiés par Schindler.[2]

Notons que Beethoven, durant l'année 1820, commanda à son tailleur une nouvelle ventrière, lui demandant de prendre ses mesures, affirmant ne pouvoir se passer d'une bonne ceinture solide et protectrice en raison de la sensibilité de son abdomen.

2/ Affections pulmonaire, rhumatismale et intestinale (1821 – 1822)

Après un relatif regain de santé de deux ans il retomba malade au début de l'hiver 1820-1821, attrapant une nouvelle affection pulmonaire qui dura plusieurs mois et dont il se remit mal. Il souffrit aussi de rhumatismes en février qui le força à s'aliter pendant six semaines et à prendre constamment des remèdes. À Mödling, en juin, il trouvait sa santé toujours chancelante et ne pouvoir se rétablir sans la cure aux eaux prescrite par son médecin.

Durant ce printemps 1821 il contracta une jaunisse dont il informa l'archiduc Rodolphe le 18 juillet de Döbling : *Alors que je me trouvais très incommodé depuis longtemps* la jaunisse *s'est finalement* déclarée *; et dans mon cas cela paraît être une maladie extrêmement désagréable. J'espère du moins que je serai assez rétabli pour voir encore V.A.I.*

---

[1] Rolland, *Beethoven, les grandes époques créatrices*, Albin Michel, Paris, 1966, p. 1419

[2] Sur cette affaire et sur une analyse des *Cahiers de conversation* voir le chapitre « les entretiens de Beethoven » dans Rolland, *Beethoven, les grandes époques créatrices*, Albin Michel, Paris, 1966, p. 1395-1421 ; Solomon récuse cependant que Schindler ait réellement détruit les deux tiers des *Cahiers*. (Solomon, *op. cit.* p. 455)

ici, avant son départ d'ici - L'hiver passé aussi j'ai eu de très violentes crises de rhumatisme – Pour beaucoup cela dépend de ma triste situation et en particulier de mes difficultés économiques.[1]

Il avait changé de médecin en avril 1817. Il s'était brouillé avec Malfatti vexé, selon Rolland, par des propos inconsidérés tenus par lui et que d'autres avaient envenimés. Il l'avait remplacé par Jakob Staudenheim, rencontré à Teplitz durant l'été 1812, qui le soignera jusqu'en 1824.

Pour sa convalescence celui-ci l'envoya en cure à Baden où il resta du 7 septembre à la fin d'octobre 1821. Le 27 septembre, Beethoven informa un correspondant du coût élevé de ses soins.[2]

Le 12 novembre 1821, il résuma l'évolution de sa santé à son ami Franz Brentano : *Depuis l'an dernier j'ai été tout le temps malade, même durant l'été et en outre j'ai été atteint de la jaunisse. Cela a duré jusqu'à la fin d'août. Sur l'ordre de Staudenheim, j'ai dû aussi me rendre à Baden en septembre. Comme dans cette région la température fraîchit de bonne heure, je fus pris d'une diarrhée si violente que je ne pus supporter la cure et dus rentrer précipitamment à Vienne. Maintenant, Dieu soit loué, cela va mieux et il semble que finalement la santé veuille revenir ranimer mon esprit si bien que je peux recommencer à vivre et à me consacrer à mon art, ce qui à vrai dire n'a pas été*

[1] *Les Lettres de Beethoven*, p. 1017 ; Massin, *op. cit.* p. 372-373

[2] *Quelques maladies, l'hiver passé et cet été, m'ont un peu secoué, question de finances. Je suis depuis le 7 septembre ici, où je dois demeurer jusqu'à la fin d'octobre. Tout cela coûte beaucoup et m'empêche de gagner comme à l'ordinaire.* (Ib., p. 1021 ; Massin, *op. cit.* p. 374 ; cité aussi par Wegeler, *op. cit.* p. 61)

le cas depuis deux ans, tant à cause du manque de santé que de bien d'autres misères humaines.[1]

Quelle était la cause de cette jaunisse ? Était-ce l'effet d'une hépatite due à des remèdes, ou bien aux boissons alcoolisées qu'il semblait consommer quotidiennement, peut-être dangereusement, comme en témoigna un lord anglais qui lui rendit visite durant l'hiver 1821-1822. Sir John Russell, qui laissa peu après des souvenirs, rapporta que Beethoven avait *l'habitude de fréquenter une certaine cave où il passait la soirée dans un coin, absolument séparé des conversations et des disputes des lieux publics ; il buvait du vin et de la bière, mangeait du fromage et des harengs saurs, et lisait les journaux.*[2] Il raconte que quelqu'un s'étant assis à côté de lui qui ne lui revenait pas il cracha par terre trois fois et partit en le traitant de grotesque coquin.

S'agit-il d'une première décompensation ictérique due à un début de cirrhose ? En tout cas aucun œdème des jambes ou de l'abdomen qui accompagne souvent une telle décompensation ne fut noté. On ne peut exclure à ce stade une hépatite virale, un problème de calcul vésiculaire, ou une pathologie pancréatique, bien qu'aucun vomissement, ni changement de couleur des urines ou des selles, ni douleur intense, n'aient été décrits. Archimbaud croit, dans son article de 1970, que Beethoven a contracté une hépatite non alcoolique à l'origine de sa future cirrhose, et Mounier-Kuhn n'exclut pas l'hypothèse d'une hépatite virale

---

[1] Ib., p. 1023 ; Massin, *op. cit.* p. 375

[2] Massin, *op. cit.* p. 376

survenue à cette époque. Michel Germain soupçonne une pancréatite chronique.[1]

3/ Convalescence et nouvelle cure à Baden (novembre 1821 – août 1822)

Au début de l'année 1822 son état s'améliora sans toutefois que ses soucis hépatiques et articulaires disparurent. De plus il souffrit aussi de ses oreilles à cause du froid.

Au mois de mai il partit pour Oberdöbling où il demeura jusqu'au 1er septembre. Il annonça à Franz Brentano souffrir d'une « goutte à la poitrine » depuis quatre mois, et à son frère Johann suivre un traitement ordonné par Staudenheim, dont s'abstenir de beaucoup marcher. Le 6 juillet, il répondit à une lettre de Ries où il se dit à nouveau souffrant depuis six mois, tout en conservant l'idée de se rendre à Londres si sa santé le lui permet. À la fin de ce mois il rapporta à son frère aller mieux, se soumettre depuis quelques jours au régime des eaux de Johannesbrunnen, avaler des poudres quatre fois par jour, et devoir bientôt partir pour Baden prendre trente bains. Cependant, ce régime d'eaux et la cure à Baden l'améliorèrent assez peu.

B. Rencontres avec Rossini, Rochlitz et Liszt (mars 1822 – avril 1823)

1/ Rossini (1792-1868), un concurrent célébré par le public viennois

Rossini arriva le 23 mars 1822 à Vienne où l'on adorait sa musique, notamment les classes populaires. Pas seulement celles-ci puisque Metternich la prisait et se vanta

---

[1] Michel A. Germain, *Musiciens célèbres malades*, L'Harmattan, collection « Médecine à travers les siècles », Paris, 2015, p. 85-86

en avril d'avoir enfin réussi à implanter l'opéra italien à Vienne.[1]

De même, Hegel, professeur de philosophie à l'université de Berlin, lors de son voyage à Vienne du 20 septembre au 5 octobre 1824, y admira presque tous les jours Rossini et les chanteurs italiens, et n'assista à aucun concert de musique instrumentale, notamment de Beethoven qui résidait alors à Baden.[2] Son amie, la cantatrice célèbre A.M. Milder, qui connaissait pourtant bien Beethoven, l'avait exhorté à venir à Vienne pour goûter l'opéra italien. Beethoven avait écrit pour elle le rôle de Fidelio dans sa première version de 1805. Elle suscita un enthousiasme retentissant dans ce rôle à l'opéra royal de Berlin en octobre 1815, et Beethoven l'en avait remercié. Selon Solomon, Hegel émettait des réserves sur sa musique.

Rossini rendit visite à Beethoven lors de son séjour viennois de quatre mois jusqu'au 22 juillet 1822. Il admirait ses quatuors. Il assista pour la première fois à l'audition d'une de ses symphonies, l'*Héroïque*, qui le bouleversa. Lors de leur rencontre la conversation fut assez courte à cause de son ignorance de la langue allemande et de la surdité de Beethoven, malgré l'aide d'un traducteur. Si Beethoven fit l'éloge du *Barbier de Séville* il recommanda à Rossini de s'en tenir à l'opéra bouffe, idoine au tempérament des Italiens, et de délaisser l'*opera seria*. La rencontre réjouit néanmoins Rossini, qui nota surtout la tristesse répandue dans tous les traits de Beethoven. Il tenta de sensibiliser la cour impériale à sa détresse financière, en

---

[1] Bertier de Sauvigny Guillaume de, *op. cit.* p. 363

[2] Hegel, *Correspondance* (1953), tr. de l'allemand par J. Carrère, *nrf* Gallimard, 3 tomes, Paris, 1962, T. III, p. 52-68

projetant une souscription en vue de lui construire une maison, sans succès.[1]

2/ Beethoven et Schubert amateurs de brasseries viennoises

Un autre visiteur, le fondateur et le directeur de l'*Allgemeine Musikalische Zeitung* de 1798 à 1818, l'auteur dramatique Friedrich Rochlitz (1769-1842), rencontra Beethoven entre le 24 mai et le 2 août 1822. Rochlitz a prétendu l'avoir rencontré trois fois, mais Solomon assure que son récit est presqu'entièrement inventé, n'a vu tout au plus qu'une fois Beethoven, qui ne lui aurait pas fait un accueil chaleureux à cause de ses critiques négatives dans son journal et qui le surnommait Méphistophélès.

Selon Rochlitz ce fut grâce à Franz Schubert, viennois toute sa vie et admirateur devenu enthousiaste de Beethoven, qu'il le contacta la seconde fois. Schubert lui aurait dit que s'il voulait le voir sans contrainte et gai il fallait venir manger à l'auberge où Beethoven se restaurait, et lui-même quelquefois.[2] Rochlitz put apprécier là sa gaîté, son ton libre, et ses idées politiques prononcées sans retenue. Beethoven l'aurait invité à consommer une bonne bouteille dans une autre salle pour échanger une conversation. Rochlitz écrivait ses questions, Beethoven étant alors devenu complètement sourd. On n'en trouve cependant pas trace dans les *Cahiers de conversation* publiés par Prod'homme.

Ceux de 1822 révèlent que Beethoven buvait, outre du vin, du champagne et de la bière. Son frère Johann trouvait à celle-ci trop de force et un goût de tabac. Il lui conseilla

---

[1] Lord Derwent, *Rossini*, trad. de l'anglais par R. Alos, *nrf* Gallimard, Paris, 1937, p. 138-140

[2] Pour la vie de Schubert à Vienne et sa pathologie voir mon ouvrage *Les musiciens, la maladie et la médecine de Guillaume de Machaut à Béla Bartók*, L'Harmattan, Paris, 2017, p. 81-102

de ne boire que de l'eau et du vin, jugeant la bière toute frelatée. Dans une discussion de janvier du cahier de 1823 il lui conseillera de prendre de la poudre de rhubarbe pour sa colique, d'observer une bonne diète, de se priver totalement de poisson, mets que Beethoven, qualifié d'« ichtyophage », adorait, et de boire beaucoup d'eau.[1]

À Baden, où Staudenheim voulait absolument qu'il aille en lui conseillant des bains d'une heure et demie, Rochlitz aurait revu une troisième fois Beethoven qu'il trouva épanoui, fantaisiste, insouciant et naïf, et capable de bénéficier d'heures sereines et joyeuses. Cette nouvelle cure réussit mieux au musicien.

Après son retour de Baden Beethoven et son frère Johann vécurent, du 1er septembre 1822 au 28 février 1823, dans la même maison, qui appartenait au beau-frère du pharmacien. Beethoven endura mal cette cohabitation et se sépara de lui.

3/ Un traumatisme psychologique

Le 3 novembre 1822, à la générale de la reprise de *Fidelio*, il ne put assurer, à cause de son audition, la direction d'orchestre qui fit perdre pied aux musiciens et aux chanteurs. Schindler dut l'écarter de la scène. Il rentra chez lui désespéré, et demanda à Schindler de l'accompagner le lendemain chez Smetana, le médecin qui avait opéré son neveu Karl, et qui avait acquis une réputation dans les maladies auditives. Cette péripétie malheureuse et vexatoire lors de cette répétition de *Fidelio* le marqua jusqu'à sa mort. Cependant, le 20 décembre, sa santé lui semblait s'être améliorée, et il se sentit disposé, s'il guérissait, à répondre à toute commande venant d'un pays européen et même d'Amérique du Nord.

Précisément deux jours plus tard, il fut élu membre honoraire de l'Académie Royale des Arts et des Sciences

---

[1] *Cahiers de conversation*, *op. cit.* p. 165, 183

de Stockholm et, quelques semaines après, membre honoraire de l'Académie Royale de Musique de Suède. Bernadotte, roi de Suède de 1818 à sa mort en 1844, a-t-il joué un rôle, ayant découvert la musique de Beethoven à Vienne où il fut ambassadeur de France de février à avril 1798 ? On peut en douter car, mal accueilli par les Viennois, il avait dû renoncer rapidement à son poste. De plus, il n'agréa pas à la demande de Beethoven auprès des multiples cours de souscrire à sa *Messe solennelle*.

Se considérant comme malade depuis trois années et pouvant mourir à tout moment Beethoven rédigea son testament qu'il confia à son avocat J.B. Bach. Il croyait pourtant pouvoir encore se rétablir complètement grâce à son « tempérament de poulpe » et aux bains qu'il prendrait l'été suivant.

En avril 1823 il fut encore plus mal du fait de nombreuses contrariétés et d'une conjonctivite. Depuis plusieurs années son état de santé oscillait constamment.

4/ L'entrevue avec Liszt (avril 1823)

Franz Liszt (1811-1886), né le 22 octobre 1811 à Raiding, alors en Hongrie à 75 km de Vienne, vint prendre ici des leçons de piano sur la volonté de son père, son premier maître en musique. La famille s'installa à Vienne le 8 mai 1822, y demeura jusqu'en septembre 1823, avant de rejoindre Paris le 11 décembre 1823. Le premier professeur de piano du jeune Liszt, âgé de dix ans, fut K. Czerny, élève et disciple de Beethoven. Il prit aussi des leçons de composition avec Salieri, qui appuya secrètement la requête du père de Liszt auprès de son maître Nikolaus Esterházy (1765-1833) pour que l'enfant bénéficie d'une aide, la vie étant chère à Vienne, et puisse déménager des faubourgs au centre de la ville du fait de sa santé fragile.

La chronologie des concerts de Liszt et de sa rencontre avec Beethoven étant moins précise chez les Massin tablons sur celle d'Alan Walker, un des grands spécialistes de Liszt, qui a tenu à trier les faits réels de ce qui relève de la légende, notamment ce que les biographes antérieurs ont inventé à propos du baiser de Beethoven sur le front (*Weihekuss*) de l'enfant de onze ans lors d'un concert de celui-ci.

Liszt donna un premier concert à Vienne à l'hôtel de ville, le 1er décembre 1822 en jouant le *Concerto en la mineur* de Hummel, et une fantaisie concoctée à partir de la *Cinquième symphonie* de Beethoven et d'un air de *Zelmira* de Rossini. Il partageait l'affiche avec Karoline Unger, qui chanta un air de l'opéra de Rossini *Demetrio e Polibio*, et le violoniste Leo Lubin.

Le dernier concert de Liszt eut lieu dans la petite *Redoutensaal* impériale le 13 avril 1823. Quelques jours plus tôt Beethoven avait reçu Liszt, qui raconta l'entrevue cinquante ans plus tard, récit qu'ont reproduit les Massin et Walker avec de petites dissemblances dans leur traduction.

Dans les *Cahiers de conversation* Liszt exprime par écrit à Beethoven le bonheur présent de faire sa connaissance, désir qu'il aurait souvent manifesté à Schindler. Il prie Beethoven de lui accorder l'honneur de sa présence à son concert du 13 avril.[1] Ces phrases de Liszt sont probablement un texte que Schindler a ajouté par vantardise à cause de la célébrité qu'acquit Liszt. Selon Schindler, qui en rajoute encore, Beethoven l'aurait reçu médiocrement. Il aurait renouvelé, la veille du concert, le souhait de Liszt qu'il assiste à son concert du 13 avril.[2] Liszt y improviserait sur un thème choisi par le maître et non dévoilé. Il aurait insisté, mais Beethoven, en fait, ne fournit pas de thème et ne se déplaça pas au concert. On lui aurait simplement rendu compte le lendemain de ce concert auquel assistèrent Moritz von Lichnowsky, Schindler, Johann et Karl.

Dans son récit de son unique visite à Beethoven rapportée en 1875 Liszt n'évoque pas Schindler, mais

---

[1] Ib., p. 211
[2] Ib., p. 216

raconte que ce fut K. Czerny qui insista longtemps auprès de Beethoven pour qu'il le reçoive, car celui-ci détestait les enfants prodiges et refusait sévèrement toute entrevue. Finalement il accepta et Czerny dit à son élève de se mettre au piano. Liszt joua alors un morceau de Ries, puis une fugue de Jean-Sébastien Bach à la demande de Beethoven qui voulut la lui faire transposer dans un autre ton, ce qu'il réussit. Alors, Beethoven sourit et lui caressa la tête amicalement. Liszt osa alors lui demander de jouer une de ses compositions, et interpréta son *Concerto* en ut mineur. Selon lui, le compositeur l'empoigna des deux mains et l'embrassa sur le front, en l'encourageant. Contrairement à la légende colportée par beaucoup de biographes Beethoven n'assista donc pas au concert du 13 avril et ne l'embrassa au front que lorsqu'il le reçut chez lui cette unique fois.

C. Remèdes empiriques contre la surdité ; une conjonctivite chronique

1/ Un dialogue de sourds

Beethoven accueillit durant la même période un compatriote appelé Sandra, sourd comme lui, qui lui répondit en lui communiquant son opinion sur la surdité et des conseils sur les moyens de s'en accommoder. La surdité de son interlocuteur permet de disposer d'un développement de propos écrits par Beethoven : *Des bains, l'air de la campagne peuvent faire beaucoup de bien, mais n'employez pas trop tôt des appareils, en m'en abstenant j'ai conservé à peu près mon oreille gauche. – Par écrit si possible, il est meilleur, cela ménage l'ouïe, car on se trompe aussi bien avec des machines. – Le galvanisme ? Je n'ai pu le supporter naguère. – Un triste mal : les médecins ne savent pas grand'chose, et on les lasse finalement, surtout si l'on a toujours des occupations.*[1]

Beethoven a donc essayé le galvanisme, probablement sous la supervision de Schmidt, son médecin de 1801 à 1809 sur les expériences galvaniques duquel il avait interrogé Wegeler en 1801, ou bien sous celle de Malfatti, élève de Galvani, et un de ses médecins de 1809 à 1817.

Aux propos de Beethoven s'intercalent ceux de Sandra, qui lui confia ses espoirs en un vieux livre de recettes de médecine.[2]

Notons qu'un médecin et écrivain romantique, G.H. von Schubert (1780-1860), disciple et ami de Schelling et du physicien Ritter (1776-1810), soutint sa thèse de médecine en 1803 sur l'effet thérapeutique du galvanisme sur les sourds-muets.[3]

2/ Une conjonctivite chronique (avril – août 1823) ; un souvenir vénérien de Schuppanzigh

Également au mois d'avril il retrouva son vieil ami, Ignaz Schuppanzigh, premier violon du quatuor formé par lui une vingtaine d'années auparavant, qui avait créé et joué très souvent les quatuors de Beethoven chaque semaine chez le prince Lichnowsky puis chez le comte Razumovsky. Il fut aussi le premier musicien à organiser en Autriche, à partir de l'été 1804, des concerts réguliers et

---

[1] *Cahiers de conversation, op. cit.* p. 212-213 ; Massin, *op. cit.* p. 404

[2] *Ne vous moquez pas de moi, si je vous dis que j'ai mis tout mon espoir en un vieux livre de médecine que je pioche depuis huit jours. Cela ne consiste en autre chose que l'usage de jeunes cimes de sapin, je vous le copierai en entier. – Écrivez-moi je vous prie votre adresse où vous habitez, je vous enverrai la recette complète, c'est très vraisemblablement parce que le traitement est absolument naturel que nous aurons peut-être la chance de recouvrer tous la santé de notre ouïe. – J'ai acheté ce livre par hasard, chez le bric-à-brac, pour 20 kr., il est d'un médecin célèbre du XVIe siècle. Les anciens n'étaient pas des ânes. Ce qu'il dit concorde exactement avec ma maladie.* (Id.)

[3] *Über die Anwendung des Galvanismus bei Taubstummen.*

publics de quatuors, dans la salle publique de l'Augarten. Beethoven avait écrit pour lui un *Éloge de l'obèse* car il se moquait parfois de son obésité. Schuppanzigh revenait de Russie où il avait suivi en 1815 le comte, devenu prince, Razumovsky, à demi ruiné par l'incendie de son palais à la Saint Sylvestre 1814 lors d'un bal. Il reprit, souvent avec succès, les concerts et la création ou l'audition de certains des derniers quatuors de Beethoven.

Les *Cahiers de conversation* relèvent une discussion entre eux où Schuppanzigh recommande à Beethoven : *Ne vous lavez pas l'œil avec de l'eau. – Un rhumatisme de l'œil est moins grave qu'une leucorrhée. – L'air pur de la campagne vous guérira de toutes ces incommodités.*[1]

Le violoniste, que Beethoven qualifiait de « vrai Falstaff », avait peut-être fait l'expérience d'une maladie vénérienne, peut-être une gonococcie qui, outre une leucorrhée, peut provoquer une conjonctivite. Karl Holz (1798-1858), le nouveau second violon du quatuor, a raconté plus tard que Schuppanzigh, qui lui en fit probablement la confidence, avait conduit Beethoven, après une joyeuse soirée, chez une prostituée, dont sans doute celui-ci se prémunit, car son ami eut honte de sa démarche pendant plusieurs semaines.

Beethoven consulta Smetana pour sa conjonctivite qui empirait et freinait ses activités. Smetana l'engagea à ménager soigneusement ses yeux en les protégeant d'un bandeau la nuit, et lui interdit de lire et d'écrire, le prévenant que sans cela il n'écrirait plus beaucoup de notes.

Beethoven quitta Vienne avec Karl le 17 mai pour Hetzendorf, dans une dépendance de la villa d'un baron hongrois, d'où il s'irrita contre le concierge et le propriétaire de son appartement viennois. Il fit appel à la

[1] Massin, *op. cit.* p. 405 ; la phrase se référant à la leucorrhée est omise dans l'édition révisée de Prod'homme, *Cahiers de Conversation, op. cit.* p. 221

police impériale et royale par l'intermédiaire de Schindler, à cause de la toxicité de la cheminée, sa conjonctivite n'étant pas encore guérie le 2 juillet : *Je ne comprends pas du tout comment il est possible* qu'un système de chauffage si affreux, capable d'altérer la santé humaine, puisse être toléré par le Gouvernement. [...] *Mes yeux ne me permettent pas encore d'affronter l'air de la ville, autrement j'irais moi-même porter plainte à la Police Impériale.*[1] Il jugeait nocif pour son organisme l'air de Vienne, déplorant qu'il dut se rendre deux fois d'Hetzendorf pour consulter ses médecins.[2] La conscience de la pollution atmosphérique des villes existait déjà.

Du 13 août à la fin du mois d'octobre il résida à Baden. Il y arriva en ruines, dit-il, atteint encore d'un reste de son ophtalmie, d'un catarrhe et d'un rhume, et avec un abdomen désastreux qui lui fit prendre à nouveau des médicaments et observer une diète.[3] Il demanda à Schindler de l'aider à s'y installer, mais dut se fâcher avec lui car il le traite dans plusieurs lettres d'août et de septembre d'ignoble sujet, de misérable, d'infâme créature digne de mépris, le juge d'un mauvais caractère, toujours prêt à chercher noise, le qualifie aussi d'appendice importun et, finalement, d'être misérable dont il n'avait point idée et d'archi-coquin[4]. Il lui refusera son amitié, et finira par prendre ses distances avec lui, jusqu'à quelques mois avant sa mort.

Revenu à Vienne il écrivit à l'archiduc et cardinal Rodolphe pour l'informer de son état de santé qui, assurait son médecin, s'améliorait. Il lui joignit les prescriptions

---

[1] *Les Lettres de Beethoven*, p. 1173 ; Massin, *op. cit.* p. 408

[2] *L'air de la ville a des conséquences fâcheuses pour mon organisme, et j'y ai altéré ma santé en étant contraint à me rendre deux fois en ville pour y consulter mes médecins.* (Ib., p. 1196-1197)

[3] Peu après son installation il annonça à son frère Johann le 19 août : *les yeux ne sont pas encore tout à fait guéris, et je suis arrivé ici avec un estomac délabré et un terrible rhume.* (Ib., p. 1198-1199)

[4] Les Massin traduisent *Erzschuft* par « absolu salaud ». (*op. cit.* p. 409)

ordonnées, dont l'une l'astreignait à ingurgiter chaque jour un flacon d'une mixture purgative qui le débilitait extrêmement, et l'autre le condamnait à faire beaucoup d'exercice.[1]

3/ Un écho de cures homéopathiques contre la surdité

a/ Matthäus Andreas Stein, enthousiaste de la nouvelle médecine

Beethoven fit connaissance avec l'homéopathie lors d'une conversation de 1823 avec un amateur de Leipzig que lui présenta son ami facteur de piano M.A. Stein (1776-1842), frère cadet de Nanette Streicher.

Celle-ci fut une enfant prodige du piano et fut admirée par Mozart. Quand son père J.A. Stein mourut en 1793 elle se maria avec J.A. Streicher l'année suivante. Ils s'établirent à Vienne où ils continuèrent la fabrique de pianos à laquelle s'associa le frère de Nanette, M.A. Stein, pianiste professionnel. Ils ouvrirent un salon pour musiciens qui devint le centre de la vie musicale à Vienne. Les meilleurs musiciens s'y produisaient lors de réunions musicales qui avaient lieu le dimanche matin dans leur maison de la Landstrasse. Le couple Streicher fut toujours très fidèle en amitié à Beethoven et lui rendit beaucoup de services notamment domestiques. Le facteur fixera à son piano des cornets acoustiques orientés vers ses oreilles, qui se révélèrent à vrai dire peu efficaces.

M.A. Stein se maria le 12 novembre 1796, mariage auquel fait allusion Beethoven dans une lettre du 19 novembre 1796 à J.A. Streicher, beau-frère du marié.[2] En

---

[1] Ib., p. 1214-1215
[2] Ib., p. 29

1802 il prit son indépendance commerciale vis-à-vis des Streicher et monta sa propre firme.

En 1823, M.A. Stein informa Beethoven de cures semblant miraculeuses survenues grâce à la méthode homéopathique fondée par Hahnemann : *Le Dr Hahnemann et le Dr Müller, de Leipzig, ont, depuis un an, présenté plusieurs exemples de personnes dures d'oreille [à un plus haut degré que vous], qui furent si bien rétablies en quatre à six semaines, de la manière la plus simple et la moins douloureuse, que tous leurs vœux ont été remplis. Que donneraient tous vos admirateurs s'ils apprenaient un pareil évènement !*

Le traitement de ces deux hommes diffèrent si complètement de la douloureuse méthode curative ordinaire qu'il se suit sans inconvénient possible. Ce traitement est très simple et conforme à la nature *et produit les effets les plus grands et les plus efficaces avec deux ou trois doses. À Leipzig, on n'emploie plus maintenant que ce traitement. Il s'appelle l'homéopathie, et Hahnemann en est l'inventeur.*

Ma femme souffrait des convulsions les plus incurables et elle a été guérie pour toujours en quatre semaines. Du mouvement, au grand air et par tous les temps, c'est la seule chose exigée par ce traitement.[1]

On est sceptique devant le résultat de telles cures, surtout dans des cas de surdité encore plus profonde que celle de Beethoven. On sent déjà que l'enthousiasme pour la méthode homéopathique s'emballe au détriment d'une évaluation thérapeutique scientifique rigoureuse, laquelle n'existait pas encore. De même, en mars 1825, Karl informera Beethoven qu'un médecin, ayant guéri de surdité à Prague plus de quarante personnes, était arrivé à Vienne, et que Johann, le pharmacien, voulait lui parler.[2] On ne sait

[1] *Cahiers de conversation, op. cit.* p. 231-232
[2] Ib., p. 297

si celui-ci fit cette démarche, mais on n'entend plus parler ensuite de ce médecin ni de ses cures fantastiques.

Même s'il n'était pas totalement persuadé de l'incurabilité de sa maladie puisqu'en juillet 1825 il espérait encore améliorer son ouïe Beethoven n'a pas dû tenter cette nouvelle médecine après l'échec du galvanisme et son renoncement probable au traitement naturel d'un médecin de la Renaissance proposé par Sandra. Néanmoins Archimbaud signale, d'après un article de 1969 de W. Schweisheimer dans *Med. News*, que Braunhofer, le médecin qui succéda à Staudenheim en 1824 et grand prescripteur de diète, lui aurait prescrit un traitement homéopathique, ce que nous confirmerons.

***b/ Hahnemann et Leipzig* (1775 - 1823)**

Résumons rapidement les relations d'Hahnemann (1755-1843) avec la ville de Leipzig, appelée l'Athènes saxonne, jusqu'en 1823.[1]

Hahnemann naquit à Meissen en Saxe. Il fit ses études de médecine d'abord à Leipzig d'avril 1775 à février 1777 et les compléta à Vienne jusqu'en octobre 1777. Il exerça ensuite en Transylvanie, puis soutint sa thèse à Erlangen, en Bavière, en août 1779. En 1784, il publia à Leipzig son premier ouvrage qui porte sur les plaies anciennes et les ulcères putrides. De septembre 1789 au printemps 1791 il vécut à Leipzig et dans ses faubourgs, se consacrant à de nombreuses traductions, principalement de médecine et de chimie, mais aussi d'agriculture, presque toutes parues à Leipzig. Il fut élu en 1791 membre de la Société économique de Leipzig.

En 1809, il polémiqua à propos du traitement des dents avec un médecin de Leipzig, le Dr Becker, par l'intermédiaire d'un journal édité par un ami où il publiera

[1] Pour la période 1810-1823 voir notre ouvrage *L'homéopathie après l'*Organon, Jacques André, 2020, p. 15-79

à partir de cette époque presque tous ses articles. Mettant fin à sa vie nomade il s'installa en septembre 1811 à Leipzig durant dix ans, jusqu'en juin 1821. Après la publication de son ouvrage doctrinal l'*Organon* en 1810 il engagea une polémique assez virulente avec le médecin A.F. Hecker (1763-1821).

Pour pouvoir enseigner à la faculté de médecine de Leipzig Hahnemann dut soutenir en 1812 une seconde thèse latine consistant en une dissertation historico-médicale sur l'ellébore blanc, qui fut approuvée par le doyen, le Pr C.F. Ludwig (1751-1823). Il enseigna sa doctrine à l'université de Leipzig pendant neuf ans.

Il demeurait donc à Leipzig lors de la grande bataille des Nations d'octobre 1813. En 1820 il soigna d'ailleurs le prince K.P. Schwarzenberg (1771-1820), le général autrichien qui avait commandé les armées alliées contre Napoléon et qui, vainqueur à Leipzig, devint maréchal et fut anobli. Schwarzenberg, victime d'un accident vasculaire cérébral avec paralysie puis sujet à d'autres petites attaques, vint se faire soigner par Hahnemann à Leipzig en avril 1820. Très amélioré au début il mourut six mois plus tard, de son insuffisance circulatoire cérébrale due à une artériosclérose majeure confirmée par l'autopsie, que l'arrêt du respect du régime diététique prescrit par Hahnemann ne pouvait qu'aggraver.

Avant ce traitement, qui fit beaucoup de publicité à Hahnemann, un conflit entre lui et les pharmaciens était intervenu. Le 16 décembre 1819, les pharmaciens, appuyés par les professeurs d'Université et d'autres médecins, déposèrent une plainte au conseil de la ville de Leipzig. Ils accusaient Hahnemann de porter préjudice à leurs privilèges en dispensant lui-même ses remèdes. Le 9 février

1820, il était assigné en justice, et le 15 mars le jugement en sa défaveur lui fut communiqué.

Cependant, grâce aux premiers succès du traitement de Schwartzenberg le gouvernement de Saxe tergiversa et s'en remit au roi. Si la mort du prince en octobre 1820 déclencha une vague d'attaques contre Hahnemann le gouvernement n'interdit pas complètement la délivrance des médicaments par les médecins homéopathes, en l'autorisant dans certaines circonstances. En février 1821 il rejeta une nouvelle réclamation des pharmaciens tout en leur accordant de rapporter les plaintes résultant d'abus.

Les pharmaciens et plusieurs médecins cherchèrent à faire chasser Hahnemann de Leipzig. Mais le conseil municipal de Leipzig lui fut favorable, et il put rester dans la ville, jusqu'à ce que le prince d'Anhalt-Dessau-Köthen l'autorisât à venir à Köthen en le nommant son médecin personnel puis, un an plus tard, son conseiller aulique. Il s'établit à Köthen à partir d'avril 1821 et y restera jusqu'à son départ pour Paris en 1835.

Qui était le médecin Müller auquel fait référence M.A. Stein ? Il s'agit de Moritz Müller (1784-1849), médecin réputé de Leipzig. Il récusa d'abord l'imputation d'avoir souscrit aux attaques contre Hahnemann. Il devint partisan de l'homéopathie, mais refusa le dogmatisme du maître. Il adopta ce qu'il appelait l' « homoeopathie libre », qui se radicalisa ensuite dans l'homéopathie critique de Griesslich.

4/ Rencontre entre Beethoven et Friedrich Wieck

Matthäus Andreas Stein a peut-être connu l'homéopathie par Friedrich Wieck (1785-1873), le père de Clara Schumann. Ils furent en effet amis et Wieck connaissait cette médecine puisqu'il s'était fait soigner par Hahnemann lui-même à Leipzig, qu'il avait consulté quatre-vingt-dix fois en 1815 et 1816 pour des douleurs faciales.

Wieck a situé sa rencontre avec Beethoven en mai 1826, mais, selon Thayer-Riemann, elle aurait plutôt eu lieu en 1824 à Pensing. Pour que Wieck ait une chance d'être reçu Stein le présenta à Beethoven comme un compositeur et un écrivain s'occupant beaucoup des maladies de l'ouïe et de machines acoustiques. Lors de cette visite Wieck resta environ trois heures avec Beethoven. Celui-ci le questionna beaucoup et vite sur de nombreux sujets, sur des musiciens et des célébrités, et Wieck dut écrire très rapidement et sans cesse, en s'interrompant constamment, car Beethoven comprenait dès la première partie de ses réponses et le pressait de nouvelles questions. Après avoir installé son appareil acoustique sur la table de résonance de son piano le maître improvisa devant lui pendant plus d'une heure, de façon géniale, raconte Wieck. Il retira de cette rencontre joie et bonheur, que l'offre de vin par Beethoven, habituelle pour ses convives, ne gâta pas.[1]

D. Une ivresse du neveu de Beethoven ; la visite de C.M. von Weber (1786-1826)

Son neveu Karl, pour lequel Beethoven faisait beaucoup de sacrifices financiers, termina à dix-sept ans ses études à l'Institut Blöchlinger, très réputé. Blöchlinger, d'origine suisse, était un disciple du grand pédagogue suisse J.H. Pestalozzi (1746-1827), lequel a aussi suscité la

[1] *Tout mon être rempli du plus profond respect, et aussi de la joie la plus intime, d'avoir eu un tel bonheur – et par surcroît ayant bu du vin d'une façon inaccoutumée ! – après un adieu cordial et l'espoir que je lui donnai de posséder bientôt l'appareil acoustique dont il avait besoin, la science faisant aujourd'hui de grandes découvertes en ce domaine, je quittai Hietzing avec Andreas Stein, épuisé et rempli d'impressions merveilleuses, ému par ce phénomène inouï, et rentrai rapidement chez moi.* (Prod'homme, *op. cit.* p. 232-233)

vocation de Thérèse von Brunsvik. Il éduqua Karl de juin 1819 à août 1823, bon élève pendant quelques années.

Des sentiments filiaux régnèrent à nouveau entre Beethoven et son neveu jusqu'au jour où celui-ci se saoula pour la première fois. Il se repentit, très contrit, auprès de son oncle, qu'il appelait « père », en lui promettant de ne plus boire une goutte de vin et en le priant de lui pardonner. Il aurait écrit cette année-là que sa vie pourrait n'être plus de longue durée. Selon Blöchlinger, Karl était faux, sournois, insensible aux bonnes paroles et à la raison, et mentait comme il respirait.

Certains visiteurs que Beethoven reçut cet été-là révélèrent le changement intervenu chez lui en sept ou huit ans. Son amie grande musicienne et admiratrice, Marie Pachler, qui ne l'avait pas vu depuis 1817, le trouva très changé et plus sourd, tandis qu'un anglais, qui l'avait rencontré en 1816 et qui le revit en septembre 1823, constata bien un extérieur altéré et malheureux, mais sans trouver sa surdité aussi forte qu'il le craignait et qu'on le croyait en Angleterre. Car il se rendit compte que Beethoven ne perdait rien de ce que lui disaient Haslinger, un de ses éditeurs, et lui-même, sans aucun appareil acoustique. Il faut dire que, comme la plupart des sourds, Beethoven savait lire sur les lèvres.

À Baden Weber lui rendit aussi visite le 5 octobre car il venait à Vienne pour la représentation de son opéra *Euryanthe*. Beethoven l'accueillit très aimablement, l'invita au restaurant où il dînait, et le servit tel un homme galant.

CHAPITRE VI : (janvier 1824 – décembre 1826)

1/ Les concerts de mai 1824

Au début de l'année 1824 Beethoven projeta de donner sa fameuse *Neuvième symphonie*, quasiment prête, et sa *Missa solemnis*, lors d'une nouvelle académie. La Société des amis de la musique refusant de participer aux frais il s'adressa aux musiciens de Berlin qui donnèrent leur accord. À défaut il avait à nouveau envisagé de s'établir à Londres. Une pétition de trente signataires, parmi lesquels ses meilleurs soutiens et amis, lui fut alors adressée en des termes louangeurs pour le retenir à nouveau, et défendre l'art musical allemand contre la musique étrangère à la mode à Vienne. Il en fut très ému et ne put résister à cet appel presque suppliant.

Pour la *Messe en ré* une souscription n'eut pas le succès qu'il escomptait. La cour d'Autriche n'envoya rien. Le roi de Prusse, Frédéric-Guillaume III, souscrivit et lui fit choisir entre un peu d'argent et une décoration. La monarchie française restaurée, en l'occurrence Louis XVIII, acheta un exemplaire, et lui adressa ensuite une médaille en or à l'effigie du roi en février 1824, avec un texte en italien sur le compositeur et l'inscription « Donné par le Roi à Monsieur Beethoven ». Le roi de Saxe, l'empereur de Russie, et quelques autres, contribuèrent aussi à la souscription.

Le premier concert de cette académie eut lieu le 7 mai 1824 au théâtre impérial et royal de la porte de Carinthie. On y donna les œuvres les plus récentes de Beethoven, dont des extraits de sa messe, et sa *Neuvième symphonie* avec son final de chœurs et de solos chantés par K. Unger et H. Sontag sur le lied de Schiller *An die Freude* (À la Joie), adopté comme hymne européen en 1985. La salle fut comble, excepté la loge de l'empereur et de l'impératrice alors en voyage. Franz I savait peut-être que Beethoven, qui ne cachait pas ses idées politiques, ne l'aimait guère, et honnissait la réaction orchestrée à cette époque par Metternich (1773-1859), chancelier de l'Autriche de 1821 à 1848, depuis les ordonnances de Karlsbad qu'il promulgua en août 1819.[1] Les princes du sang ne vinrent pas davantage, même son élève et ami, l'archiduc cardinal Rodolphe qui, cependant, demeurait le plus souvent à Olmütz.

On avait distribué des billets gratuits aux cantatrices, au maître de chapelle Umlauf qui dirigea le concert, et trois à Staudenheim. Sa recette fut maigre, et quand Beethoven l'apprit le soir même il refusa de dîner, s'endormit prostré dans son frac vert, le noir n'ayant pu être prêt pour le concert, et fut veillé toute la nuit.

Cinq jours après, dans une lettre à Sontag du 12 mai, Beethoven manifesta son désir de l'emmener un jour ou deux plus tard, avec Unger, à un déjeuner au Prater ou à l'Augarten pour la remercier de sa contribution parfaite à son concert. Déjà avant le concert Schindler lui avait déclaré dans son *Cahier de conversation* qu'il donnerait un repas pour elles, les chefs d'orchestre et de chœur, en invitant aussi son frère Johann et d'autres.

Un déjeuner se tint donc quelques jours plus tard au Prater avec les musiciens et les organisateurs parmi lesquels les cantatrices Unger et Sontag, Schuppanzigh, le chef Umlauf, le frère et le neveu de Beethoven, mais aussi les

---

[1] Cependant Marcel Brion estime que si Metternich figurait un attardé par sa défense de l'absolutisme légitimiste il se montrait moderne en politique extérieure et un précurseur de la Société des Nations et de l'Organisation des Nations Unies, défendant par exemple une entente européenne des différents États assurée par une diplomatie qui garantirait l'existence et les droits de chaque État. (Brion Marcel, *La vie quotidienne à Vienne au temps de Mozart et de Schubert*, Hachette, Paris, 1959, p. 228-231)

poètes Grillparzer et Kanne, qui avaient proposé des livrets d'opéra au compositeur, et l'avocat Bach.

Après ce déjeuner, et quelques jours avant le second concert du 23 mai, Beethoven écrivit à Schindler une lettre où il se défend de l'accuser d'une mauvaise action contre lui pour son concert, mais rend sa maladresse et son entêtement responsables du gâchis. Il lui avoua avoir ressenti au Prater qu'il cherchait sur bien des points à le vexer profondément. Aussi, il lui déclara ne vouloir l'inviter à sa table que rarement, à cause de sa vulgarité, et refuser ses amabilités et son amitié.[1]

Un second concert eut lieu le 23 mai à la *Redoutensaal*, qui fut encore très décevant financièrement pour le compositeur, par l'insuffisance du public malgré l'ajout d'un air de Rossini et l'exécution admirable, selon lui, de son trio op. 116 par trois chanteurs italiens. Il le considéra aussi comme une perte d'argent et de temps.

Il fut suivi apparemment d'un second repas, celui de la scène qui opposa Beethoven et Schindler, dont parlent les Massin[2] entre autres. Ne figuraient, semble-t-il, à ce dîner offert par Beethoven, que trois invités, outre Karl. Dans sa biographie Schindler parle de Beethoven comme l'ayant invité avec Umlauf et Schuppanzigh. Il ne parle pas d'autres convives à ce dîner durant lequel Beethoven se mit violemment en colère contre lui en l'accusant de l'avoir trompé sur les résultats de la recette. Le dîner fut interrompu et Karl resta seul avec Beethoven. Peu de temps après, dans une conversation avec lui, Schindler se justifia, excusé aussi par Schuppanzigh.[3]

Le 1er août 1824, Beethoven écrivit à son ami avocat J.B. Bach qui s'occupait de ses affaires juridiques : *Je crois que je serai un jour frappé d'apoplexie, comme le fut mon*

---

[1] *Les Lettres de Beethoven*, p. 1247-1248

[2] Massin, *op. cit.* p. 422-424

[3] *Cahiers de conversation*, *op. cit.* p. 284-285

digne grand-père, avec lequel j'ai des traits de ressemblance.[1] On ne sait ce qui lui fait dire cela sinon, peut-être, ses accès de colère.

2/ Pathologie digestive et pulmonaire (août 1824 – avril 1825)

Beethoven passa l'été à Gutenbrunn, près de Baden. Son neveu Karl étudiait la littérature et la philosophie à l'université de Vienne depuis l'automne 1823. Il remplaçait Schindler pour ses commissions, avant que le joyeux Holz devienne progressivement son secrétaire et son factotum, ce qui entraîna la jalousie de Schindler.

Aux éditeurs Schott de Mayence le 17 septembre Beethoven se dit très accablé de travail et de santé précaire, mais déjà mieux depuis son arrivée à Baden.

Un facteur de harpes, d'origine allemande et installé à Londres, nommé J.A. Stumpff, lui rendit visite à Baden à la fin de septembre. Celui-ci l'invita à dîner dans un grand jardin, puis Beethoven lui rendit la pareille chez lui. Ils burent beaucoup et joyeusement. Stumpff raconte : *Beethoven saisit la petite bouteille, qui était pleine d'un excellent tokay, et il remplit les deux verres presque à ras bords.* [...] Puis Beethoven lui souhaita une bonne santé et un voyage chanceux pour Londres. Stumpff continue : *Alors je lui fis signe de remplir encore une fois les verres, et j'écrivis à la hâte sur son carnet : « A la santé du plus grand des musiciens vivants, à Beethoven ! » Je me levai de ma chaise, il imita mon exemple, vida son verre* [...][2]

Outre le fait de boire du vin, plusieurs de ses connaissances l'ont vu fumer la pipe à cette époque, et il continua durant ses dernières années de vie. Nous avons vu qu'il fumait au moins depuis 1820. Il n'aurait été qu'un

---

[1] *Les Lettres de Beethoven*, p. 1259 ; Massin, *op. cit.* p. 425

[2] Massin, Ib., p. 428

fumeur occasionnel, mais ce tabagisme ne dut pas arranger sa mauvaise santé générale.

Rentré à Vienne, il se plaignit à nouveau plusieurs fois aux éditeurs Schott, pour justifier son retard à leur remettre ses quatuors, de devoir donner des leçons deux heures par jour à l'archiduc cardinal Rodolphe, sans égards à son temps et à sa santé. Il déplora que l'amour et l'estime extraordinaires de son élève, qui resta à Vienne jusqu'au 16 décembre, ne lui fournissaient pas de quoi vivre.

Ceci l'incita certainement, pour vivre dans de meilleures conditions, à vouloir fuir en Angleterre où on lui faisait des offres avantageuses. Pour cela il demanda à Neate l'adresse d'un hôtel londonien. Cependant, la pluie et la grêle qui sévirent en janvier 1825 lui firent plutôt songer à partir dans le sud de la France.

3/ Anton Braunhofer, nouveau médicastre de Beethoven (avril 1825 – septembre 1826)

a/ Les prescriptions de Braunhofer

Les Massin jugent que Beethoven passa cet hiver dans un état de santé passable. Mais à la fin de mars des symptômes alarmants apparurent : épistaxis, hémoptysie, catarrhe, gêne pulmonaire, douleurs gastriques et intestinales.

Le 18 avril il sollicita un nouveau médecin, Anton Braunhofer[1]. On ne sait pas exactement quand celui-ci commença à consulter Beethoven et remplaça Staudenheim. Ce dernier avait rencontré et pris pour la première fois en charge Beethoven lors de sa cure à Teplitz de l'été 1812. Beethoven, apparemment, consulta Malfatti jusqu'en 1817. La dernière référence à Staudenheim dans

---

[1] *Mon bon ami, Je ne me sens pas bien et j'espère que vous ne me refuserez pas votre aide car je suis affligé de grandes souffrances. S'il vous est possible de venir chez moi en visite aujourd'hui, faites-le, je vous en prie de tout cœur.* (*Les Lettres de Beethoven*, p. 1316)

sa correspondance et dans les *Cahiers de conversation* date de septembre 1822. En mai et juin 1823 ce fut Smetana qui soigna sa conjonctivite.

Pourquoi changea-t-il de médecin traitant en 1824 ? Selon Cooper, il n'avait pu joindre Staudenheim lors de son inflammation intestinale. Pour Schindler la cause en était la mauvaise observance par Beethoven de ses prescriptions : *Depuis sa querelle avec le docteur Malfatti, le célèbre chirurgien Staudenheim devint son médecin ordinaire. Il exigeait que son client suivit exactement ses prescriptions et échangea avec le malade des paroles sévères. Aussi, il fut remplacé par le professeur et docteur Braunhofer. Celui-ci n'ajouta rien dans le traitement du* volontaire Beethoven, *mais il apporta une certaine dose de fermeté viennoise qui, en imposant au malade, eut de bonnes suites pour sa guérison.*[1]

Braunhofer était professeur d'histoire naturelle à l'université de Vienne. Il consulta Beethoven peu après sa lettre du 18 avril 1825, peut-être pour la première fois. Avant tout il lui ordonna, avec bon sens, des prescriptions simplement hygiéno-diététiques, d'allure hippocratique puisque dans le respect de la nature médicatrice, et sans médicaments. Les *Cahiers de conversation* d'avril 1825

[1] Schindler Antoine, *Histoire de la vie et de l'œuvre de Ludwig van Beethoven*, trad. de l'allemand par A. Sowinski, Paris, Garnier, 1864, p. 255

nous les rapportent : *Pas de vin, pas de café, pas de légumes.*[1] *Je m'entendrai avec votre cuisinière.*

Je vous garantis alors un parfait rétablissement auquel je tiens beaucoup, cela se comprend, comme votre admirateur et ami.

Une maladie ne disparait pas en un jour.

Je ne vous tourmenterai pas plus longtemps avec des médicaments, mais bien avec la diète prescrite, qui ne vous fera pas mourir de faim. ....

Il faut vous occuper dans la journée, afin de pouvoir dormir la nuit. *Si vous voulez aller tout à fait bien et vivre encore longtemps, il faut vivre conformément à la nature. Vous êtes très disposé aux inflammations, et il s'en est fallu de peu que vous n'ayez une sérieuse inflammation intestinale. Le principe en est encore dans le corps.*

Je vous donnerai une poudre.[2]

Il le met en garde ensuite contre les effets nocifs des spiritueux, vante le séjour à Baden où il pourra bénéficier du bon air et du lait naturel : *Je parie que, quand vous prenez quelque spiritueux, vous tombez d'épuisement et de faiblesse au bout de quelques heures.*

Quand vous aurez été quelque temps à Baden, cela ira mieux. [...] *Cela se fera par le bon air, les promenades lui sont trop fatigantes.*

À la campagne vous supporterez bien le lait naturel.[3]

Ceci ressemble beaucoup aux prescriptions hygiéniques d'Hufeland dans son *Art de prolonger la vie* (1796)[4].

Le 3 mai Beethoven se dit encore dans un bien fâcheux état de santé. Arrivé à Baden le 7 mai il s'estime en

---

[1] Dans la traduction de l'ouvrage de Solomon *épices* remplace *légumes*

[2] *Cahiers de conversation, op. cit.* p. 300

[3] Ib., p. 301

[4] Voir un résumé et une analyse de ce traité dans notre ouvrage sur Hufeland, p. 29-73

convalescence d'une inflammation intestinale et, quelques jours plus tard, se sent encore très faible et très seul.

Le 13 mai, il décrit son état et ce qu'il pense de son traitement dans une lettre à Braunhofer sous forme d'un dialogue fictif : *Mon bon Ami !*

Le D[octeur] : Comment cela va-t-il, patient ?

Le Pat[ient] : Nous sommes plutôt en mauvais point – nous nous sentons bien faible et avons des renvois, et le reste à l'avenant. Je crois que maintenant il me faudrait un médicament plus fort, mais qui n'amène pas ensuite la constipation – Je devrais être autorisé à prendre du vin blanc coupé d'eau, car cette bière méphitique ne peut que me répugner – Ma condition de catarrheux se manifeste par les symptômes suivants : je crache pas mal de sang, qui vraisemblablement ne vient que de la trachée. Mais je saigne du nez avec plus de fréquence, comme ce fut aussi le cas l'hiver dernier. Que mon estomac soit devenu terriblement débile, comme en général ma constitution entière, cela ne fait aucun doute. A en juger par moi-même, autant que je connais mon tempérament, il est difficile que mes forces puissent être désormais rétablies sans aide.

Le D[octeur] : Je vous aiderai. Le traitement alternera : tantôt celui de Brown, tantôt celui de Stoll.

Le Pat[ient] : J'aimerais mieux, ayant retrouvé quelques forces, pouvoir être assis à ma table de travail. Mettez-vous cela dans la tête. – Finis[1]

Il poursuit en lui annonçant sa visite dès qu'il retournera en ville. Il lui demande d'informer Karl quand il pourra le trouver et quel autre traitement il doit suivre, n'ayant pris son dernier médicament qu'une seule fois avant de l'avoir perdu. Il lui adresse en même temps trois portées de notes d'un chant surlignant un texte où il joue sur les mots *Note*

---

[1] *Les Lettres de Beethoven*, p. 1326-1327

(note) et *Noth* (misère) : *Docteur ferme la porte de la mort, Note assiste la misère.*

Il paraît donc lucide quant à son état de dégradation. Les épistaxis répétées de l'hiver et son hémoptysie conséquente sont en effet des symptômes inquiétants pouvant témoigner d'une atteinte sévère du foie entraînant carence de plaquettes sanguines, et déficit des facteurs de coagulation, lesquels sont synthétisés par le foie. Son catarrhe a pu provoquer ces symptômes, mais ceux-ci révèlent probablement une insuffisance hépatique sous-jacente, d'autant qu'il présentait aussi des symptômes digestifs. On peut donc soupçonner un début de cirrhose.

a/ Quelle méthode : Maximilian Stoll (1742-1787) ou John Brown (1735-1788) ?

Beethoven cite les médecins Brown et Stoll. Il a certainement connu la doctrine, surtout stimulante, de Brown par les Frank et Malfatti. Comment a-t-il entendu parler de M. Stoll et de sa méthode de traitement ? Par ses médecins ou d'autres relations ? Peut-être simplement par son fils poète, Joseph Ludwig Stoll (1778-1815), dont il fit la musique d'un de ses poèmes.

En effet, dès juillet 1809 il fit une référence au périodique *Promotheus*, cofondé en 1808 par J.L. Stoll, et qui durera seulement une année. Durant l'automne 1809 il demanda à un correspondant *d'intervenir en faveur d'un pauvre malheureux, monsieur Stoll, fils du célèbre médecin.* Napoléon, arrivé à Vienne en 1809, accorda au poète une pension annuelle, ce qu'il aurait fait en l'honneur de son illustre père. Stoll demanda à Beethoven, en attendant cette solde, de se porter garant d'un prêt que lui octroyait une maison de commerce. Beethoven, toujours prêt à aider les autres dans le malheur, requit l'accord de celle-ci.

Quelles furent la carrière et la méthode médicales de Maximilian Stoll ?

Il naquit en 1742 à Erzingen en Souabe dans le duché de Wurtemberg. Il fit d'abord des études chez les Jésuites, les terminant à Ingolstadt, et fut nommé professeur d'humanités à l'université de Hall, dans le Tyrol. Il quitta la compagnie de Jésus en 1767, et engagea des études médicales d'abord à Strasbourg pendant un an. Attiré par l'enseignement d'Anton de Haën (1704-1776) il fut reçu docteur à Vienne en 1772. Envoyé en Hongrie par le gouvernement autrichien en raison d'une épidémie il commença à y introduire le quinquina, et étudia les écrits de Sydenham.

Revenu à Vienne Störck (1731-1803) le désigna pour remplacer de Haën puis pour succéder à la chaire de celui-ci. Stoll s'inspira de la méthode de Haën et des *Aphorismes* de Boerhaave. Il publia notamment en latin, à Vienne en 1785, ses *Aphorismes sur la connaissance et la cure des fièvres*, traduits en français par Mahon et Corvisart. Malade, il mourut jeune à 45 ans, en 1788.

En pratique il utilisait les saignées et surtout les émétiques, méthode plutôt débilitante, inverse de celle, stimulante, de Brown.

b/ Les difficultés du régime et de l'observance

Après les mesures hygiéniques et la poudre prescrites par Braunhofer Beethoven, bien que sceptique envers celles-ci, se sentit temporairement mieux, comme il l'exprime dans son *Cahier de conversation* à l'écrivain berlinois Rellstab qui lui rendit visite pour lui proposer un livret : *Mon médecin m'a sauvé, car je ne pouvais plus écrire de musique, maintenant j'écris des notes qui peuvent me tirer de soucis.*[1] Il se remit à la composition de ses derniers quatuors, les treizième, op. 130 et quinzième, op. 132.

Durant son séjour à Baden il inonda de lettres son neveu Karl, âgé bientôt de dix-neuf ans. Celui-ci s'était aperçu que ses études de lettres ne lui convenaient pas et voulut changer de voie. Beethoven aurait préféré qu'il continue ses études de philosophie pendant deux ans avant de se décider, mais il consentit, en avril 1825, à ce qu'il devienne un commerçant, malgré son aversion pour cette profession. Il le chargea alors de ses rapports commerciaux avec ses éditeurs. Karl rentra après Pâques à l'Institut polytechnique de Vienne pour entreprendre des études de commerce. Le professeur Reisser, vice-directeur, s'occupa de lui et devint même son cotuteur avec Beethoven cette année-là à la place de K. Peters. Karl logea alors près de l'Institut dans une pension tenue par Matthias Schlemmer et sa femme. Courant mai Beethoven écrivit au logeur en vue d'empêcher Karl de s'amuser le soir et la nuit en mauvaise compagnie.

Il annonça à Karl dès le 17 mai, donc seulement quatre jours après sa lettre à Braunhofer, pouvoir à nouveau écrire assez aisément, bien que le temps froid et triste lui rendît presque impossible toute activité. Il lui demanda de lui faire parvenir du chocolat, prescrit sans doute par Braunhofer, car le lendemain il lui précisa que, sans chocolat, il devra boire du café, interdit par le médecin qu'il critique ici ouvertement : *Demain je devrai sans doute boire du café. Qui sait si peut-être cela ne vaudra pas mieux que le chocolat, car les prescriptions de ce B[raunhofer] ont la plupart marché de travers, et surtout il me semble être borné, avec un grain de folie par surcroît. Il a certainement dû savoir quelque chose des asperges – Après le dîner au restaurant, j'ai aujourd'hui une assez forte diarrhée – Il n'y*

[1] *Cahiers de conversation, op. cit.* p. 301

a plus de vin blanc, aussi ai-je dû me le procurer au restaurant, et je l'ai payé trois Gulden.[1]

Le même jour il lui réécrivit, rapportant maigrir encore et se porter plutôt mal que bien, et déplorant l'absence de médecin, ou d'une personne à l'entour sympathisant avec lui.

Comme Porot et Miermont le soulignent Beethoven suivait donc mal les recommandations de son médecin. Mécontent en fait de lui il lui écrivit, sans doute quelques jours plus tard, avec ironie : *Excellentissime et étonnamment intelligent Monsieur. Nous vous remercions pour* le conseil qui a été bien donné et bien suivi *grâce aux* rouages *de votre génie inventif ; et nous vous informons qu'en conséquence nous allons maintenant très bien. Notre cœur et notre âme sont enclins à déborder, ce qui pourrait, Monsieur, vous causer quelque inconvénient. Nous observons donc un silence révérencieux.*[2]

D'ailleurs, en mai, il fit aussi appel à Baden à Smetana pour son estomac encore mal rétabli, demandant à Schindler de s'informer de son heure de consultation. On ne sait pas s'il le vit vraiment. Le 4 juin il alla voir à Vienne Braunhofer, malheureusement absent. Le 9 il confia à Karl que sa solitude continuelle contribuait à l'affaiblir, que sa faiblesse allait parfois jusqu'à l'évanouissement, et que la dame à la faux ne lui accorderait pas un long sursis. Il réclame sa venue à Baden pour le week-end suivant. Le lendemain il se plaignit auprès d'un ami de son attitude affligeante envers lui, et de ses conséquences funestes sur

---

[1] *Les Lettres de Beethoven*, p. 1328-1329

[2] Ib., p. 1335

sa santé. Il soupçonnait des rapports secrets de Karl avec sa mère.

c/ Un traitement homéopathique ; l'homéopathie à Vienne

Au cours du mois d'août, probablement lors d'une visite à Baden, Karl lui parla de l'homéopathie, propos qu'il inscrivit sur un *Cahier de conversation* :

Le système homéopathique a maintenant la vogue ; il consiste en doses de médicaments extrêmement faibles, et surtout en la diète la plus stricte. L'employé chez qui je suis [Schlemmer] souffre depuis dix ans de faiblesse de l'ouïe. Il s'est adressé, il y a quelque temps, à un disciple de Hahnemann, qui lui a donné une poudre à dose incroyablement faible, et lui prescrit avec cela une diète qui est si sévère qu'il n'ose pas manger les plats comme on les fait habituellement, mais il faut les lui préparer spécialement pour lui.

Pendant ta maladie, Braunhofer t'a prescrit une fois dans une ordonnance la millionième partie d'un grain d'un suc de plante.

Ils suivent la mode. Car, on le voit, il y a des modes, même en médecine.[1]

Sa remarque sur l'existence de modes en médecine est très pertinente. Son propos montre que l'homéopathie se développait à Vienne, et confirme que Braunhofer a prescrit à Beethoven un remède à dose infinitésimale, probablement selon la méthode homéopathique.

Après Leipzig disons quelques mots des progrès de l'homéopathie à Vienne et en Autriche. Hahnemann avait lui-même vécu neuf mois à Vienne à la fin de ses études médicales en 1777, attiré par l'enseignement pratique de l'école médicale de Vienne. Cette année-là Mesmer fut honni par cette fameuse école et s'installa à Paris en février

---

[1] *Cahiers de conversation, op. cit.* p. 306

1778 où il eut un immense succès. À Vienne Hahnemann suivit, de manière privilégiée dit-on, les consultations de Quarin (1733-1814), alors médecin de l'impératrice Marie-Thérèse, qui deviendra ensuite premier médecin de l'empereur Joseph II. Celui-ci fit ériger en 1783 un hôpital général moderne en y nommant Quarin médecin en chef. Il le fera baron. Hahnemann dira encore en 1791 qu'il tient son instinct pratique de Quarin.

Hahnemann se fit connaître à l'occasion du décès brutal de l'empereur Leopold II le 1er mars 1792. Un bulletin médical sur les conditions de cette mort fut exigé, qui fut rédigé par le médecin ordinaire de l'empereur. Le 31 mars Hahnemann publia dans un journal une note commentant ce bulletin en condamnant la répétition des saignées pratiquées par les médecins. Il les somma de se justifier par un nouveau rapport. Ceci émut le public autant que les praticiens. Si l'historien de la médecine Sprengel jugea fanatique cette sommation d'Hahnemann il reconnut l'insuffisance du rapport et estima non résolue la question de la mort impériale.[1]

Dans son exposé du principe de similitude en 1796 puis avec le développement progressif de sa théorie il condamnera, dans une lettre à son ami Hufeland de 1808, sa formation pratique et les procédés thérapeutiques de certains médecins de l'école de Vienne : Quarin lui-même, de Haën (1704-1776) et Stoll, outre ceux plus anciens de

---

[1] Sprengel K., *Versuch einer pragmatische Geschichte der Arzneikunde*, Halle, 1792-1799, rééd. Halle, 1800-1803, trad. française par Jourdan, 1815-1820, 10 tomes, Tome VI, p. 235 ; voir aussi Pinet, *La fondation secrète de l'homéopathie. Réseaux francs-maçons et théories médicales de 1750 à 1810.*, Jacques André éditeur, Lyon, 2016, p. 193

Sydenham (1624-1689), Boerhaave (1668-1738), F. Hoffmann (1660-1742) et Gaubius (1705-1780).

En 1819, A.J. von Stifft (1760-1836), premier médecin depuis 1803 de l'empereur Franz II qu'il accompagna dans ses campagnes de 1813 à 1815, réussit à convaincre celui-ci d'interdire par décret l'exercice de l'homéopathie en Autriche. Ceci n'empêcha pas le maréchal et prince autrichien Schwarzenberg d'aller se faire soigner par Hahnemann à Leipzig l'année suivante à l'instigation de Marenzeller, médecin-chef du régiment et premier médecin autrichien connu à s'être converti, en 1815, à l'homéopathie. L'historien de l'homéopathie, R. Hael, cite, comme ayant adopté l'homéopathie à Vienne outre Marenzeller, les médecins A. Schmit, W. Fleischmann, Wurmb et le père J.E. Veith.[1]

Après la réussite des traitements par les homéopathes lors de l'épidémie de choléra survenue en Autriche en 1831 une vogue s'emparera du pays et particulièrement de Vienne où il fut même de bon ton d'être un partisan de l'homéopathie ou de se faire traiter homéopathiquement sans tenir compte des arrêtés ministériels impériaux.

d/ Troubles digestifs récurrents ; les difficultés de l'abstinence

En août 1825, Holz, que Beethoven avait connu l'année précédente, devint son ami intime. Il alla d'abord chez lui à Baden le 9 juillet. Beethoven le chargea de quelques commissions durant l'été. Il lui confia début août la partition des quatre derniers mouvements du quatuor op. 132. Le 11 août, il s'inquiéta auprès de Karl de

[1] Hael Richard, *Samuel Hahnemann, sein Leben und Schaffen*, 2 vol., Schwabe, (1922), réimpression Dreieich, T. & W. Verlags, 1988, Tome 2, p. 505-507

l'absence de nouvelles de son manuscrit, notant que Holz *pinte ferme, entre nous soit dit.*

Dans des lettres à Holz et à son neveu du 24 août il se plaignit de son estomac terriblement délabré et, à nouveau, de l'absence de médecin. Pendant son séjour à Baden il vitupéra constamment contre sa cuisinière qui lui faisait une cuisine horrible et qu'il traite de tous les noms : Satan, sorcière, etc., la soupçonnant même de l'empoisonner. Le vendredi était le seul jour où elle cuisinait de manière supportable car le diable, dit-il, n'avait pas ce jour-là de prise sur elle. Il constata que sa langue était toute jaune et crut que *sans aller du ventre* [probablement veut-il dire sans évacuation de ses intestins] *et sans toniques mon estomac, en dépit de ce Cornö*[1] *etc. de Doktor, ne se remettra jamais, au grand jamais.*[2] Il fait état de plusieurs crises abdominales violentes.

Fini, donc, le régime de Braunhofer, sans doute difficile d'ailleurs à respecter avec sa sorcière de cuisinière. De plus, son état dépressif et l'amitié avec Holz l'encouragèrent probablement à boire. Le 26 août, il écrivit à Haslinger : *Rédigez-moi un rapport plus détaillé sur le vin de Mariabrunner, car je ne dois pas boire* uniquement *du vin rouge, mais outre cela,* du blanc coupé d'eau. Il lui ordonna de faire venir à Baden son directeur (Steiner) pour affaires. Il leur offrirait du *Vöslauer* (vin rouge de Bad Vöslau, près de Vienne) à tire-larigot.[3]

En ce mois d'août survint néanmoins un évènement heureux pour Beethoven. Lors d'un passage occasionnel à Vienne il rencontra par hasard Stephan von Breuning, qu'il n'avait pas revu depuis dix ans. Les retrouvailles furent cordiales et même joyeuses, le ressentiment de leur dispute oublié. Stephan était accompagné de son fils Gerhard, âgé

---

[1] Beethoven veut-il employer le mot français « corniaud » ?

[2] *Les Lettres de Beethoven*, p. 1374

[3] Ib., p. 1375-1376

de douze ans et futur médecin, qui écrivit des souvenirs dont celui de cette scène. Beethoven allait emménager dans la *Schwarzspanierhaus* (Maison des Espagnols noirs), un ancien couvent bénédictin d'obédience de Montserrat en Espagne. Ils apprirent qu'ils seraient voisins et Beethoven promit de les voir souvent. Il demanda à Mme von Breuning de s'occuper de son ménage et de lui-même. Quand il reviendra de Baden le 15 octobre il prendra régulièrement ses repas chez les Breuning, leur adressant parfois du poisson pour que la maîtresse de maison le prépare, ce qui le faisait regretter de ne s'être jamais marié.

4/ Une journée bien arrosée (2 septembre 1825)

Pour l'instant il menait sa vie de célibataire. Et, lors d'une visite à Baden, le 2 septembre, de Seyfried, Haslinger, Holz, et du compositeur danois Kuhlau, après une promenade éprouvante pour ceux-ci qu'il entraîna dans des sentiers très escarpés, ils déjeunèrent dans l'Helenental, et les bouteilles, Sillery mousseux et Vöslauer du meilleur cru, coulèrent abondamment. Au diable donc le régime prescrit par Braunhofer à l'artiste qui, un peu rétabli, voulut sans doute régaler ses hôtes, auprès desquels il s'excusa le lendemain. Ce jour-ci il écrivit à Kuhlau : *Je dois avouer que dans mon cas aussi le champagne m'est trop monté à la tête et je dus de nouveau faire l'expérience du fait que ce plaisir entrave plutôt qu'il n'excite ma capacité de travailler. Car, tout en étant habituellement fort bien en mesure de répliquer sur-le-champ, je n'ai toutefois pas le moindre souvenir de ce que j'ai écrit hier.*[1]

Car si l'alcool provoque joie et désinhibition, on doit se méfier de ses effets secondaires immédiatement postérieurs ou délétères à long terme, notamment sur le moral et les organes vitaux ou nobles comme le foie ou le cerveau. J'ai précédemment étudié le cas de Moussorgski (1839-1881),

---

[1] Ib., p. 1383

décédé de complications neurologiques alcooliques à seulement 42 ans.[1] Dès les années 1790 l'hygiéniste allemand C.W. Hufeland critiquait la méthode excitante par les spiritueux ou l'opium du médecin écossais John Brown, qui mourut d'ailleurs prématurément à 53 ans apparemment par abus d'excitants.[2] Si Hufeland condamnait les spiritueux, il n'a jamais interdit le vin ou la bière, et considéra finalement l'opium comme un des trois remèdes cardinaux de la médecine, soulignant néanmoins ses dangers. Selon Sournia, il fonda la première société allemande de tempérance.[3]

L'éditeur installé à Paris Moritz Adolph Schlesinger, venu à Baden pour obtenir l'édition du quinzième quatuor op. 132, eut vent de cette ivresse, car il écrivit sur le *Cahier de conversation* le surlendemain de cette journée joyeuse : *J'ai entendu dire que vous aviez passé une excellente journée avant-hier. – Kuhlau m'a dit : « Je ne sais comment je suis rentré et me suis mis au lit. » - Ainsi, pas comme Hoffmann* [probablement l'écrivain E.T.A Hoffmann] *qui*

---

[1] Pinet, *Les musiciens, la maladie et la médecine de Guillaume de Machaut à Béla Bartók*, L'Harmattan, Paris, 2017, p. 283-305

[2] Pour la critique du système de Brown par Hufeland voir : Pinet, *Christoph Wilhelm Hufeland (1762-1836) hygiéniste, professeur de médecine, et médecin à la cour du roi de Prusse*, collection « Médecine à travers les siècles », L'Harmattan, Paris, 2024, p. 75, 95, 191, 195

[3] Il cite son article contre les spiritueux de 1802 *Ueber die Vergiftung durch Brännstein* (Sur l'intoxication aux eaux de vie).

vidait six à huit bouteilles de champagne par jour.[1] Évidemment, tous les degrés dans l'excès existent.

Ce quinzième quatuor eut un fort succès, d'abord devant un public averti les 7 et 9 septembre, puis le 6 novembre auprès du grand public.

5/ Des soirées festives

Selon Schindler, aux propos duquel la méfiance est de mise, Holz avoua avoir amené Beethoven dans tous les restaurants de Vienne, et même dans d'autres lieux de plaisir durant l'hiver de 1825-1826. Schindler, sans doute médisant envers son rival Holz, devenu ami intime de Beethoven à sa place, rapporta aussi, en le critiquant, que tous deux aimaient bien boire un verre de vin ensemble. Les Massin défendent leur héros en soutenant que l'hérédité familiale a pu jouer un rôle, et que sans jamais mépriser le vin il semblait n'en avoir jamais abusé d'après les témoignages de ses autres amis.

Certains scientifiques jugent aujourd'hui que l'alcool est nocif dès le premier verre. Il serait responsable de 10 % des décès par cancer et, en France, la seconde cause de mortalité évitable après le tabac. Cependant, le vin rouge du sud fait partie du régime méditerranéen. Il est riche en antioxydants par leurs flavonoïdes phénoliques, et en fer. On remarque souvent aux XVIIIe et XIXe siècle des rétablissements de malades grâce au vin rouge bordelais ou d'autres régions. Ceci compensait sans doute l'effet délétère d'affaiblissement des saignées ou des méthodes antiphlogistiques évacuantes.

En France, et dans d'autres nations viticoles, la population ne semble pas prête à abandonner la consommation de vin ou de bière. Est-ce l'effet des lobbies, de l'environnement culturel, ou bien d'un effet bénéfique à petites doses de l'alcool ou du moins des composants autres

---

[1] *Cahiers de conversation*, *op. cit.* p. 311

que l'alcool de ces boissons ? Il existe en tout cas une tradition de l'usage médicinal du vin dès l'Antiquité.[1]

On reconnaitra qu'il n'est pas déplaisant de déguster de bons vins, et de tenter de deviner leurs différents cépages ou leurs bouquets lors d'une dégustation ou d'un repas convivial. Nous nous en tiendrons comme limites quantitatives d'alcool à consommer aux recommandations ordinaires actuelles de deux unités quotidiennes d'alcool pour les femmes et trois unités pour les hommes cinq jours par semaine, les femmes étant reconnues plus sensibles à l'alcool, sans connaître sur quels critères sont fixées ces bornes.

Les Massin croient la mort de Beethoven vraisemblablement due à une cirrhose, pour eux certainement alcoolique. Disons tout de suite que certaines cirrhoses, néanmoins minoritaires, ne sont pas d'origine alcoolique. Il existe des cirrhoses d'origine auto-immune, génétique (hémochromatose) ou virale.

En octobre 1825 Beethoven présenta un rhume de cerveau et un catarrhe. Il écrivit à nouveau à Schlemmer, tout en en faisant part à Karl, dans le but probable de le surveiller. Il prépara son déménagement dans un nouveau logement, le dernier, qu'il occupera à partir du 15.

Au début de janvier 1826 il fut pris à nouveau de douleurs, de maux d'yeux et, un mois plus tard, une grande fatigue réapparut. Il sollicita une consultation de Braunhofer[2], qui vint le consulter en février (probablement

---

[1] Pour l'histoire de l'usage thérapeutique du vin voir H.W. Paul, article « Médecine du vin » in *Dictionnaire de la pensée médicale*, sous la direction de D. Lecourt, puf, Paris, 2004, p. 1200-1203

[2] *Monsieur ! En proie déjà depuis quelque temps à un accès de rhumatisme ou de goutte, je vous prie de m'accorder seulement une visite. Je sais que je suis encore votre débiteur, mais je ne le resterai plus longtemps – Je suis toujours à la maison ; un temps pareil nous maintient forcément claquemurés. J'espère vous voir pour sûr, et même*

le 21), en le sermonnant : *Si vous voulez guérir vite, il faut observer la diète prescrite l'an dernier, autrement je ne puis vous prédire combien de temps cela durera.*

*Pas de vin, pas de Kaffeh [*sic*] et manger selon mes prescriptions, autant que vous voudrez du reste.*

Pendant quelques jours au moins, la meilleure eau qu'on puisse avoir, du lait d'amande aussi. ...

Votre dysenterie est en rapport avec l'affection goutteuse. Pas de rhumatisme aux mains ni aux pieds. Pas d'étourdissements. Goût amer. Battements de cœur. Bourdonnements d'oreille.

Il faut vous seringuer [faire un lavement] *deux ou trois fois par jour avec du lait tiède. De la crème de riz, de la crème de céréales vous feront du bien. En partant, je donnerai à la servante une tablette de chocolat en attendant et, si vous voulez me donner 2 f. W.W., je vous en achèterai demain une livre et la servante pourra la prendre chez moi.*

Il lui interdit à nouveau le vin, lui promet la guérison s'il respecte ses prescriptions, et lui fournit une fiole contenant

---

demain, si cela vous était possible – Votre respectueux ami. (*Les Lettres de Beethoven*, p. 1470)

une goutte d'un remède, ce qui semble parfaitement correspondre à un procédé thérapeutique d'Hahnemann :

Seulement, je vous prie de vous abstenir de vin pendant quelques jours et de me donner de vos nouvelles après-demain matin, j'espère alors que le mieux commencera.

Autant que possible faites-vous mettre une pièce de flanelle sur le dos nu.

Je vous réponds que de cette façon seulement vous retrouverez très vite la santé, et éviterez l'effet nocif des médicaments.

La fiole ne contient que de l'eau avec une goutte. Il faudra la boire en une fois, et avoir de la patience, si demain cela ne va pas encore tout à fait bien.[1]

Comme convenu Beethoven lui donna de ses nouvelles deux jours plus tard. Il semble plus conciliant, et croit que les médicaments reçus du médecin le jour-même lui sont nécessaires : *Ami estimé ! Je vous suis tellement obligé de vos attentions à mon égard que je me suis toujours tenu dans la mesure du possible à vos prescriptions : vin, café, le tout conformément à votre ordonnance. Il est difficile de se rendre compte en deux jours des effets que ce traitement peut avoir eus, mais la douleur dorsale, peu forte il est vrai, montre que le mal est toujours là. Je pense donc bien qu'il y a lieu pour moi de faire usage des médicaments que vous m'avez envoyés aujourd'hui (et dont j'ignore encore le prix)* [...] *J'espère vous voir le plus tôt possible.*[2]

Braunhofer le consulta à nouveau, l'avertissant encore de la nocivité pour lui du café et lui ordonnant de nouveaux

---

[1] *Cahiers de conversation, op. cit.* p. 332

[2] *Les Lettres de Beethoven*, p. 1419

remèdes : *Le kaffeh, en tout cas, a un effet nocif sur votre bas-ventre et sur tout votre organisme.*

Le kaffeh augmente exagérément l'activité des nerfs, et cela justement est le défaut chez vous. Des soupes. Je vous prescrirai encore un remède aujourd'hui.

Vous me ferez dire dans deux jours comment cela va, alors je vous enverrai encore un remède.

Je vais vous donner quelque chose de fortifiant, du china, mais seulement à très petite dose, cela vous soulagera certainement si vous suivez la diète comme il faut.[1]

Cependant, son état ne s'améliora guère, rapportant durant le printemps ne pas se sentir mieux, ne pouvoir se mouvoir, se trouver dans un perpétuel mauvais état de santé, lequel nécessite du ménagement, ce qui ralentit son activité et accroît sa besogne.

6/ Mort de C.M. von Weber ; tentative de suicide de son neveu Karl (juin – août 1826)

En juin, il apprit la mort de Weber. Celui-ci, à partir de trente ans, souffrit de phtisie pulmonaire, avec toux, hémoptysie, laryngite, fièvre, puis dyspnée, diarrhées et cachexie. Il mourut à 39 ans et l'autopsie confirma la tuberculose pulmonaire, laryngée, et même gastro-intestinale. Beethoven inscrivit sur son journal : *Weber mourut dans sa quarantième année*. Cela réveilla probablement en lui la conscience, à près de cinquante-cinq ans, du sursis dont il bénéficiait avant la mort.

À la fin du mois de juillet un drame survint. Son neveu fit une tentative de suicide, de façon très romantique, la nuit sur les ruines du château de Rauhenstein proches de Baden. Depuis le *Werther* de Goethe le suicide était au goût du jour chez beaucoup de jeunes. Ce roman fut dénoncé pour avoir entraîné une vague de suicides après sa publication en 1777.

---

[1] *Cahiers de conversation, op. cit.* p. 333

Schlemmer, le logeur de Karl, et sa femme découvrirent dans sa malle deux pistolets bien chargés avec du plomb et de la poudre. Il les lui confisqua et avertit Beethoven qui fit surveiller Karl par Holz. Cependant, le 29 juillet, Karl remit sa montre au mont-de-piété pour acheter deux autres armes.

Le lendemain il se rendit à Baden et passa à l'acte en se tirant deux balles avec ses deux pistolets. Le premier tir rata et l'autre ne le blessa qu'à la tempe gauche. On le retrouva le lendemain, évanoui dans son sang, et on le ramena chez sa mère, dont son oncle l'avait toujours frustré depuis son tutorat, car il la détestait, la prenant pour une putain ou une salope, et la nommant « la Reine de la Nuit ».

Dans sa vision patriarcale de la famille et son puritanisme Beethoven ne comprenait ni tolérait l'infidélité conjugale féminine (qui peut cependant s'expliquer par une carence d'amour, par la vengeance envers un mari volage ou infidèle, ou par la quête d'une moindre dépendance financière), en particulier celle de ses deux belles-sœurs. Pourtant, lui-même a peut-être vécu cette situation, si son « immortelle bien-aimée » est bien Joséphine née Brunsvik ou Antonia Brentano.

Beethoven, affolé, se rendit chez la mère de Karl et écrivit précipitamment à Smetana pour le prier d'accourir, ce qui ne fut pas nécessaire car un chirurgien compétent nommé Dögl s'occupa rapidement de lui. Karl justifia son geste par son désespoir face aux reproches incessants de son oncle, avec lequel il refusa ensuite avoir affaire, menaçant d'arracher encore son pansement. Le 7 août, il fut emmené à l'Hôpital Général par la police. Quatre médecins vinrent le consulter chaque jour pour ses soins.

Par son acte Karl finissait d'haïr entièrement son oncle, qui avait tant fait pour lui, généreusement mais très maladroitement. Par un trop grand désir de bien assurer son rôle de « père », de donner à son neveu une éducation scolaire et universitaire dont lui-même avait été privé, il fit de grosses erreurs psychologiques, bien qu'en étant parfois conscient. Les études, vers lesquelles il poussait son neveu, n'intéressèrent plus celui-ci, qui échoua dès lors à ses examens. Le billard, la boisson et les filles le tentèrent davantage, et il s'endetta régulièrement au détriment de Beethoven, qui subit ce lourd échec en pleine face. Il avait quasiment perdu ce « fils » unique, et la souffrance et le désespoir le minèrent. On lui conseilla d'abandonner le tutorat, ce qu'il accepta. La police s'ingéra dans le conflit car l'Autriche, catholique, condamnait le suicide. Elle déclara à Beethoven, qui en fut outré, que l'éducation donnée à son neveu avait manqué de morale religieuse. Cette accusation aurait altéré sa santé, selon les Massin.

Il s'avéra vite que Karl abandonnerait ses études et pour le sortir de cette impasse et des poursuites en justice on envisagea un engagement dans l'armée par la médiation de Stephan von Breuning, conseiller aulique à la guerre et qui s'occupera de contacter dans ce but le maréchal Stutterheim, auquel Beethoven dédiera, pour le remercier, son quatorzième quatuor, op. 131. Beethoven refusa d'abord de l'abandonner à ce seul sort, prévoyant qu'il deviendrait peut-être pire, mais finalement donna son autorisation car Karl faisait vœu d'une carrière militaire débutant le plus rapidement possible. Il restera dans l'armée jusqu'en 1832.

En attendant il désirait, après sa guérison et sa sortie de l'hôpital le 25 septembre, demeurer avec raison chez sa mère, ce que Beethoven voulait inconsidérément encore refuser. Il fut finalement confié à Stephan von Breuning qui avait accepté de le prendre en tutelle. Cependant, Karl se réconcilia en partie avec Beethoven à l'hôpital et participa de nouveau à ses affaires courantes.

Malgré le choc violent que lui procurèrent ces évènements Beethoven, dur comme du granit, trouva du ressort dans sa vie musicale, et matière à plaisanteries à l'occasion du mariage prochain, en septembre, d'Holz. Beethoven le désigna comme son biographe. Dans une lettre du 30 août il l'assura d'une pleine confiance pour livrer à la postérité sans déguisement tout ce qu'il lui avait communiqué sur sa vie. Cependant, le projet n'aboutit pas, Beethoven se rétractant quelques mois plus tard, inquiet du scandale que pourrait causer une biographie sincère, et choisit Rochlitz pour la réaliser. Les Massin croient que la raison en était politique, mais il peut bien s'agir aussi de secrets, tels que ceux découverts en partie après sa mort. Rochlitz finalement refusera et Holz ne laissera que quelques notes, ce qui donnera à Schindler tout le loisir de fournir une biographie quelque peu subjective.

Durant ces jours de crise familiale Beethoven reçut la visite du bibliothécaire de Berlin, Spiker, en quête du manuscrit de la *Neuvième symphonie* qu'il avait résolu de dédier au roi de Prusse, Frédéric-Guillaume III. Il faut croire que cela le réjouit car, malgré ses déboires avec son neveu, Spiker le trouva exceptionnellement gai, contrairement à l'image qu'on s'en faisait. Il le décrit d'une vitalité inouïe, extraordinairement vivant, d'une vivacité improbable quelques mois avant sa mort.

7/ Un séjour familial à la campagne (octobre - novembre 1826) ; le début de l'hydropisie

Johann, le frère pharmacien de Beethoven, l'invitait chaque année à séjourner dans sa propriété campagnarde au bord du Danube, à Gneixendorf près de Krems, à 80 km de Vienne. Finalement, Beethoven s'y rendit cette fois, malgré la présence de sa seconde belle-sœur qu'il haïssait comme la première. Il partit le 28 septembre, accompagné par Karl, sorti de l'hôpital trois jours avant, réconcilié partiellement avec lui et qui, par sa condamnation, devait quitter Vienne.

Ils y passeront deux mois. Karl rédigea toutes ses lettres que Beethoven ne fera que signer, ainsi qu'après leur retour.

Le premier mois se passa plutôt bien, même avec la belle-sœur. Beethoven put faire de longues marches solitaires, et travailla à son seizième quatuor op. 135. Son état se dégrada ensuite. Dans plusieurs lettres à Stephan von Breuning il décrivit des symptômes morbides nouveaux qui inquiétèrent son ami, qui diagnostiqua déjà, selon Rolland, un début d'hydropisie : *Ses yeux malades s'étaient améliorés, depuis qu'il était à la campagne. Mais des symptômes inquiétants apparurent. Ses pieds gonflaient. Il se nourrissait mal, il ne prenait plus rien (d'après ce que dit son frère) que des œufs mollets, dont il semble avoir toujours fait abus ; et il buvait trop : ce qui provoqua des coliques. Vers la fin de novembre, une enflure au ventre se développa ; il s'évertuait à la comprimer avec des bandages. Au début de décembre, il avait perdu tout appétit ; il se plaignait d'une soif ardente et de sa gêne abdominale.*[1]

De ce séjour à Gneixendorf Prod'homme rapporte un souvenir, publié sans signature dans un numéro du *Deutsche Musikzeitung* de 1862. Il serait dû au chirurgien Franz Lorenz qui interrogea un ami pharmacien de Langenlois où se passa l'histoire. Le compositeur accompagnait son frère avec d'autres chez un ami chirurgien nommé Karrer alors absent car parti consulter un malade. Sa femme, flattée de cette visite, disposa au mieux la table, regarda Beethoven assis sur le banc du poêle et lui dit gaiement le prenant pour un domestique : *Tiens, vous boirez aussi un coup !* Au retour tardif du chirurgien sa femme lui raconta cette visite. Il reconnut alors Beethoven :

[1] Rolland, *Beethoven, les grandes époques créatrices*, Albin Michel, Paris, 1966, p. 1283

Chère femme ! s'écria-t-il, le plus grand musicien du siècle est venu aujourd'hui et tu l'as ainsi traité ![1]

Après un mois d'entente cordiale le conflit reprit entre Beethoven, son frère, et Karl. Beethoven voulait que son frère déshérite sa belle-sœur au profit de Karl. Celui-ci, qui sortait seul pour se distraire, se sentait torturé par ses éternels reproches injustifiés. Johann demanda par écrit à Beethoven de songer à partir, invoquant l'oisiveté de leur neveu. Il proposa lui-même la date du lundi 27 novembre. Elle fut reportée mais, à la suite d'une nouvelle dispute, Beethoven devança son départ. Il repartit avec Karl le 1er décembre pour Vienne, dans la carriole sans confort d'un laitier. Son frère rentrera à Vienne dix jours plus tard.

---

[1] Prod'homme, *op. cit.* p. 237 ; Massin, *op. cit.* p. 463

CHAPITRE VII : Les maladies terminales et la mort (décembre 1826 – mars 1827)

A. Une suspicion de pneumonie ; jaunisse et hydropisie

1/ La défection de Braunhofer et de Staudenheim ; l'intervention impromptue de Wawruch et son traitement de l'affection pulmonaire

Sur le trajet Beethoven et Karl durent passer une nuit glaciale dans une auberge ouverte au vent et sans feu. Vers minuit Beethoven fut pris de frissons fébriles, d'une toux sèche, d'une soif ardente, et de douleurs aiguës sur le côté du thorax. Sottement, il combattit le mal en buvant deux à trois litres d'eau glacée. À l'aube on le hissa sur la charrette et il arriva exténué à Vienne le soir du 2 décembre. Selon Rolland, qui se base sur la biographie de Thayer, Beethoven attrapa une double pneumonie.

Une fois chez lui Beethoven adressa une missive à Holz, rédigée par Karl, qu'il délégua auprès de Braunhofer pour venir le consulter. Celui-ci refusa de se déplacer, arguant d'un trajet trop long. Beethoven missionna alors Karl pour aller chercher Staudenheim, qui ne vint pas davantage. Il y eut là une défaillance sérieuse des médecins, dont on ne connait pas les raisons précises.

Cependant, la première lettre à Holz dans le fouillis ne partit pas, et Beethoven en rédigea le 4 une seconde où il l'informait simplement d'une indisposition, en jugeant préférable de demeurer au lit. Holz accourut le 5 et, retrouvant Beethoven mal en point et ne voyant pas arriver Staudenheim, fit venir Andreas Ignaz Wawruch (1773-1842) après avoir songé à Dominik Vivenot, médecin consultant dont Beethoven connaissait la femme.[1] Wawruch, motivé semble-t-il par son admiration pour Beethoven[2], le trouva dans un état alarmant, très fébrile, crachant du sang et avec une douleur violente sur le côté. Disons quelques mots sur son parcours.

Né en Bohême Andreas Ignaz Wawruch fit d'abord des études de philosophie et de théologie à Olmütz avant d'engager ses études médicales à Prague. Il acheva sa formation clinique à Vienne sous la direction de Hildenbrand (1763-1818). En 1811, il fut reçu agrégé en histoire et littérature médicales qu'il enseigna en latin. Une année plus tard il devint professeur ordinaire de pathologie et de pharmacologie à l'université de Prague, où il fut même le plus populaire des enseignants.

Il retourna à Vienne en 1819 comme directeur de la clinique médicale et responsable de l'enseignement de la pathologie et de la thérapeutique des maladies internes à l'université. Selon Michaux il fit paraître plusieurs publications sur la pathologie infectieuse et parasitaire. Il fut professeur de pathologie médicale pour les chirurgiens.

Le traitement[3] qu'il ordonna à Beethoven sembla efficace car, au cinquième jour de la maladie, le 7 décembre, celui-ci put s'asseoir et parler longuement. Le 9

---

[1] *J'ai envoyé chercher le professeur Wawruch pour vous. Vivenot est très malade lui-même. Je ne connais pas personnellement Wawruch, mais il est réputé ici comme un des plus habiles médecins.* (*Cahiers de conversation, op. cit.* p. 382)

[2] Il lui écrivit sur son cahier : *Un grand admirateur de votre nom fera tout son possible pour vous procurer bientôt du soulagement. Prof. Wawruch.* (Ib., p. 383)

[3] Herriot rapporte, d'après le *Cahier de conversation n°123*, qu'on chercha à faire transpirer Beethoven. Pour ce faire Wawruch ordonna du thé tiède et une potion, interdit l'eau, et fit appliquer sur son ventre des linges arrosés de genièvre. Il prescrivit aussi du lait d'amandes. (*op. cit.* p. 386-387)

il put vaquer dans sa chambre, lire et écrire, et se croire guéri.

Wawruch en rendit compte avec fierté, dans son rapport paru le 20 mai 1827, un mois environ après la mort de Beethoven : *J'ai trouvé Beethoven avec les symptômes inquiétants d'une pneumonie ; sa figure brûlait, il crachait du sang, il était à la limite de l'étouffement et un douloureux point de côté ne permettait qu'une position pénible sur le dos. Un traitement anti-inflammatoire rigoureux apporta bientôt le soulagement désiré ; sa nature eut le dessus et une crise heureuse le libéra du danger de mort, si bien que le cinquième jour il fut en mesure, dans une position assise, de me raconter, avec une profonde émotion, tout ce qu'il avait souffert.*[1]

D'après ces propos les biographes, dont Rolland, les Massin et Solomon, crurent que Beethoven arriva à Vienne le 2 décembre avec une double pneumonie, que Wawruch aurait guérie en trois jours, ce qui semble merveilleux et impossible. Les symptômes décrits ensuite par ce dernier évoquent bien plutôt une affection hépatique (jaunisse) et intestinale (cholérine). Les œdèmes des pieds et l'oligurie témoignent d'une insuffisance rénale ou hépatique aiguë ou subaiguë. La pleurésie n'est sans doute pas infectieuse, mais la conséquence de l'hydropisie et de l'ascite abdominale. Il est probable que Beethoven ait pris froid et ait eu un épisode fébrile, mais sans pneumonie. On ne sait en quoi consistait le traitement anti-inflammatoire rigoureux de Warwuch. Ne serait-ce pas quelques saignées ? Il était traditionnel depuis des temps séculaires de traiter les pleurésies et les pneumonies par des saignées. Descartes, décédé d'une pneumonie en 1650, les avait refusées pendant plusieurs jours, mais n'y échappa pas en

[1] Solomon, *op. cit.* p. 395

dernier lieu.[1] L'année suivant la mort de Beethoven ce traitement commença à être remis en cause.

En novembre 1828, Pierre Louis (1787-1872) publia un article dans les *Archives générales de la médecine* où il évaluait par sa méthode numérique (statistique), considérée comme l'origine de la médecine fondée sur des preuves, l'effet des saignées sur quelques maladies inflammatoires. Il montrait, en opposition à l'opinion commune, qu'elles étaient souvent nuisibles dans la pneumonie. Il confirmera en 1835 leur effet délétère sur ces maladies dans son ouvrage *Recherches sur les effets de la saignée dans quelques maladies inflammatoires*. Cependant, Hufeland, pourtant hygiéniste et défenseur de la méthode hippocratique, défendit en Allemagne, jusqu'à sa mort en 1836, la saignée comme un des trois moyens cardinaux de la médecine, sans méconnaître néanmoins son abus tel que la pratiquaient les partisans de Broussais.

Le 7 décembre, encore alité et souffrant, Beethoven écrivit une longue lettre en réponse à celle des Wegeler du 29 décembre 1825.[2] À la demande de celui-ci il lui énuméra ses distinctions honorifiques, notamment la médaille en or offert par le roi Louis XVIII maintenant mort. Pour l'honneur de sa mère il souscrivit enfin au vœu de Wegeler de démentir la rumeur qui le désignait comme le fils du roi de Prusse (le roi polygame Frédéric-Guillaume II).

2/ Un choc psychique

L'amélioration que ressentit Beethoven le 9 décembre fut trompeuse car le lendemain, l'état de Beethoven s'aggrava subitement. Wawruch attribua cette évolution à l'effet psychique d'une contrariété : *Le* huitième jour *je*

[1] Pinet, *Les philosophes, la maladie et la médecine d'Épicure à David Hume*, L'Harmattan, Paris, 2021, p. 82-89

[2] Elles sont citées par R. Rolland, *Vie de Beethoven* (1903), préface de Jean Lacoste, Bartillat, Paris, 2015, p. 182-187

m'effrayai. À ma visite du matin, je le trouvai bouleversé, la jaunisse sur tout le corps ; une effroyable cholérine [diarrhée] *avait failli l'emporter, dans la nuit. Une violente colère, une profonde souffrance, causées par un acte d'ingratitude à son égard et par une offense imméritée, avaient provoqué la puissante explosion. Tremblant et frémissant, il se tordait de douleurs qui lui rongeaient le foie et les intestins ; ses pieds qui, jusqu'alors, n'étaient qu'un peu tuméfiés, enflèrent énormément. Depuis ce moment, la pleurésie se développa, les urines se raréfièrent, le foie présenta des traces visibles de noyaux durs, la jaunisse suivit son cours. L'intervention affectueuse de ses amis calma bientôt la redoutable révolution qui s'était faite en lui : il s'apaisa, il oublia l'affront qu'il avait subi. Mais la maladie progressa, à pas de géant...*[1]

Quelle était cet acte d'ingratitude qui aurait déclenché cette effrayante colère ? Les Massin supposent, après Rolland, une violente dispute avec son neveu Karl dans la nuit du 9 au 10. Ceci pourrait expliquer que Schindler, dans sa biographie, ait accusé Karl d'avoir tué son oncle, ce que Karl n'a jamais démenti alors qu'il aurait pu le contester. Après Rolland, les Massin, sans vouloir le réhabiliter, l'en disculpent et y voit l'expression d'une haine de Schindler envers lui. Selon eux Karl n'aurait pas eu la force d'entrer dans une polémique, peut-être par respect pour son oncle.

Karl rédigea quand même, pour la dernière fois, vers le 18 décembre, une lettre de Beethoven aux éditeurs Schott. Puis il quittera Vienne le 2 janvier 1827 pour rejoindre son régiment à Iglau en Moravie. Dès lors, Schindler, revenu en

[1] Rolland, *Beethoven, les grandes époques créatrices*, Albin Michel, Paris, 1966, p. 1289 ; Massin, *op. cit.* p. 467-468

grâce, fera à nouveau office de secrétaire, Holz s'effaçant, se consacrant sans doute à son nouveau foyer.

3/ Le traitement de l'hydropisie abdominale par Wawruch et Johann Seibert (1782-1846)

L'état de Beethoven s'aggrava malgré la fin de sa colère, et quelques joies, comme celle de recevoir le 14 décembre les œuvres complètes de Haendel en quarante volumes, offertes par Stumpff. Celle aussi de revoir Stephan von Breuning et ses enfants, dont Gerhard, qui raconte avoir alors osé tutoyer Beethoven, ce qui ne troubla en rien celui-ci, et lui avoir soumis une petite valse de sa composition, où le compositeur ne trouva, gentiment, qu'une seule faute.

Le 20 décembre, Wawruch décida d'une ponction abdominale. Il écrivit : *dès la troisième semaine se produisirent des suffocations nocturnes : l'énorme volume de l'eau accumulée réclamait une intervention prompte ; et je me trouvai obligé de proposer la ponction de l'abdomen pour obvier au danger d'éclatement.*[1] Beethoven hésita apparemment. Staudenheim, appelé comme consultant, vint enfin et déclara l'opération nécessaire. On fit venir Seibert, premier chirurgien de l'Hôpital Général, pour la réaliser. Les deux médecins ne la pratiquèrent pas eux-mêmes sans doute du fait de leur moindre compétence en chirurgie.

Karl, Johann, et Schindler y assistèrent. Beethoven la subit vaillamment et plaisanta, en comparant le chirurgien à Moïse frappant le rocher de sa baguette pour faire jaillir une source. Vingt-cinq livres furent retirées, mais l'ascite se reconstitua très vite, selon Wawruch : *L'eau recommença à s'accumuler, d'autant plus que la température d'hiver, froide et pluvieuse, aggravait la*

[1] Ib., p. 1291

maladie, qui avait son siège dans des douleurs invétérées au foie, ainsi que dans des lésions intestinales organiques.[1]

Si Beethoven supporta sans se plaindre la ponction il commença à s'aigrir contre Wawruch. Celui-ci lui apparut peu sympathique, imbu de lui-même, parlant un latin choisi, et soucieux de ses honoraires. Selon les souvenirs de Gerhard von Breuning, alors âgé de treize ans, il se montrait sec et glacial, semblant indifférent. Schindler voulut rassurer Beethoven en soulignant les 1er et 5 janvier la compétence du médecin.[2] Il approuva aussi la pratique du chirurgien le 5 janvier.[3] Il demanda à Beethoven s'il devait venir quand le médecin se trouvait là. Il fut content de la réponse négative du malade.

Wawruch, que Molière aurait peut-être caricaturé, grossissait en même temps les honoraires de l'apothicaire. Il faisait de Beethoven une boite à médicaments. Selon Schindler, *le docteur Wawruch ne connaissait pas le tempérament de son malade et le ruinait par trop de médicaments ; Beethoven avait dû absorber (au début de janvier) 25 bouteilles, sans compter les poudres de toutes sortes.* Selon Gerhard von Breuning, le médecin lui prescrivit *une quantité vraiment stupéfiante de décoctions*

---

[1] Ib., p. 1292

[2] *Il [le Dr Wawruch] connaît son affaire, cela est notoire, et il a raison de suivre ici son droit chemin. J'ai beaucoup de confiance en lui, mais je ne puis en parler par expérience. Mais il est connu comme un médecin habile et estimé de ses élèves.* (*Cahiers de conversation, op. cit.* p. 391) *Il est pourtant préférable et plus à propos que vous ne perdiez pas encore confiance en votre médecin, car il a déjà fait beaucoup. C'est une chose bien connue que l'hydropisie est lente à guérir.* (Ib., p. 392)

[3] *M. Seibert a vraiment raison de retarder encore la deuxième opération, car il sera sans doute préférable d'éviter qu'il en fasse une troisième.* (Id.)

de salep, 80 bouteilles à 2 kreutzer chacune, et bientôt après, 80 autres flacons...[1]

Le 2 janvier 1827 Karl partit rejoindre son régiment et ne reverra plus son oncle. Celui-ci se sachant au bord de la mort, sans rancune pour toutes les misères qu'il lui avait fait subir, mais peut-être avec la conscience d'un échec dû en partie à sa faute, le fera, par une lettre rédigée le lendemain à son avocat J.B. Bach, légataire universel de ses biens, surtout de ses sept actions bancaires souscrites pour lui grâce à ses économies, et de toutes ses valeurs. Il fait de Bach le curateur de son neveu, lui transmettant ainsi qu'à Stephan von Breuning le rôle de père.

Karl avait alors vingt ans et son histoire commune avec son oncle depuis son tutorat provoqua sans doute ressentiment et amertume. Début mars il s'informa à peine de son état de santé. Revenu de l'armée en 1832 il se mariera et, après un échec commercial, vivra à Vienne durant les dernières années de sa vie des rentes léguées par Beethoven. Il y mourra en 1858, à 52 ans.

Leur séparation soulagea Beethoven et le mit de très bonne humeur comme tous ses proches le constatèrent. Il espérait encore guérir rapidement, et projetait de nouvelles compositions.

Cependant, de façon classique, l'ascite péritonéale récidiva, et on procéda à une seconde ponction le 8 janvier.

Le 25 janvier Schindler lui fit part de deux recettes de grand-mère qu'on lui avait communiquées, à l'efficacité soi-disant extraordinaire dans une maladie semblable à la sienne, prévoyant cependant la défaveur des médecins.

4/ L'intervention de Malfatti et son remède au punch glacé

Beethoven voulut écarter Wawruch et fit appeler instamment Malfatti, qu'il n'avait pas fréquenté depuis une

[1] Ib., p. 1292

dizaine d'années. Celui-ci vint à la grande joie du musicien, mais refusa de remplacer Wawruch par déférence envers celui-ci. Il s'avère en effet toujours délicat de succéder aux soins d'un autre médecin qui peut en être froissé, car sous-entendant de la part du malade ou des proches de mauvais soins. Pourtant, souvent à cette époque, plusieurs médecins consultaient les malades graves collégialement, donnaient leurs avis et décidaient ensemble des soins à dispenser.

Beethoven n'ayant plus d'appétit et ne supportant plus les médicaments, ce que reconnut Wawruch lui-même, Malfatti ordonna des glaces au punch. Solomon croit qu'il les recommanda pour atténuer ses douleurs et sa mélancolie, sachant qu'aucun traitement ne réussirait à le guérir. Il désirait peut-être lui faire plaisir, mais aussi tenter un remède stimulant l'organisme selon la méthode de Brown.

Schindler rapporta à Beethoven un dialogue qu'il eut avec Malfatti quelques jours après la seconde ponction du 8 janvier. Celui-ci l'assura qu'il s'entendait parfaitement avec Wawruch qui aimait et estimait Beethoven autant que lui-même. Il voulait que ce dernier quitte le lit le plus tôt possible, qu'il continue sa prescription et le vin, une petite dose de *gumpoldsckirchner* [vin de *Gumpoldskirchen* près de Vienne], se disant prêt à lui en fournir davantage de sa cave. Le 11 février, Seibert confirma à Schindler que Beethoven pouvait se lever, deux fois par jour mais non la nuit. Il conseilla aussi, s'il se levait, de bien tenir ses pieds au chaud. Stephan et Gerhard insistèrent auprès de leur ami pour qu'il pense à des choses agréables, évite les émotions et la tristesse, et soit de meilleure humeur, car cela activerait la guérison.

Après une nuit d'un sommeil écrasant et une transpiration prolifique Beethoven se trouva revigoré et exprima son exaltation dans une lettre à Schindler le lendemain, le 17 janvier[1], criant au miracle : *Un vrai miracle - - Voilà ces deux messieurs* [probablement Wawruch et Seibert] *si férus d'érudition tout déconfits ; ce n'est que par la science de Malfatti que je serai sauvé.*[2]

Ce remède initié par Malfatti ne semble vraiment pas aujourd'hui la thérapeutique idoine chez un malade affecté d'une hydropisie et de douleurs hépatiques. Cependant, la toxicité hépatique de l'alcool n'était pas encore bien connue. Bien sûr, l'effet du punch ne devait être qu'illusoire. Un effet secondaire nocif, concomitant ou ultérieur à l'action stimulante, devait s'ensuivre, ce que constata Wawruch, avec peut-être un sentiment de contentement : *Comme on pouvait bien le prévoir, sa joie fut brève. Il abusa de l'ordonnance et gaillardement fit fête au punch. Il s'ensuivit bientôt un vif afflux du sang à la tête, il tomba dans la somnolence, et il ronflait, englouti dans l'ivresse : il commença à délirer ; des douleurs au cou s'ajoutaient à un enrouement, qui s'acheva en extinction de voix. Il devint plus agité ; et lorsqu'il fut pris de coliques et diarrhées causées par le refroidissement intestinal, il fut grand temps de lui supprimer le précieux breuvage.*[3]

Malfatti ordonna alors un autre traitement, un bain de vapeur que décrivit Gerhard von Breuning.[4] Il visait à faire transpirer Beethoven, dont le corps soumis peu avant à une seconde ponction ne fit qu'absorber la vapeur d'eau et la dégorger. On dut réintroduire la canule dans l'orifice de ponction mal guéri. Cependant, Beethoven garda toute confiance au médecin, et son visage s'illuminait lors de ses

[1] Schindler date cette missive, la dernière qu'il ait reçue de Beethoven, du 17 mars, sans doute par erreur.

[2] *Les Lettres de Beethoven*, p. 1493 ; Rolland, *op. cit.* p. 1294

[3] Rolland, Id.

[4] *Des cruches remplies d'eau chaude étaient empilées dans une baignoire et recouvertes d'une épaisse couche de feuillage de bouleau. Sur cet échafaudage le malade était posé. Le tout, baignoire et corps – la tête exceptée – étaient recouverts d'un drap.* (Ib., p. 1295)

visites. Tandis qu'il se détournait à l'arrivée de Wawruch en le traitant d'âne, ce que celui-ci feignait de ne pas entendre.

Rolland et les Massin admettent l'échec du traitement de Malfatti et son effet purement temporaire de soulagement. Rolland suppose que Wawruch a pu en tirer une satisfaction secrète, sentiment qu'un médecin peut avoir quand le patient ou ses proches doutaient de sa compétence ou de ses remèdes et qu'un confrère appelé ensuite ne se révèle pas meilleur. Les Massin le jugent *évidemment trop content que le traitement préconisé par son confrère ait échoué.*[1] Est-ce si sûr, car on ne connaît pas les véritables sentiments de Wawruch envers Beethoven ? Un médecin peut en effet, heureusement, se réjouir d'une guérison ou d'une amélioration de son malade et ravaler son orgueil, même si un confrère s'est montré plus compétent. Wawruch a eu au moins le mérite de ne pas abandonner ce patient apparemment assez difficile et de s'y vouer jusqu'à la fin.

5/ La suspicion d'hydropisie par excès de spiritueux ; poursuite du traitement de l'ascite

Tout médecin, aujourd'hui ou même de cette époque, devant les symptômes et l'état de Beethoven, et la connaissance de sa consommation de boissons spiritueuses ou fermentées, diagnostiquerait une hydropisie due à leur excès. Logiquement, il ne fit pas de doute pour Wawruch : *Malfatti, en sa qualité d'ami depuis de longues années, connaissait le penchant marqué de Beethoven pour les boissons spiritueuses. (...) Depuis sept ans, le malade avait commencé à aimer les boissons spiritueuses pour réveiller son appétit faiblissant, en ingurgitant exagérément du punch fort et des glaces, et que c'étaient ces excès qui depuis sept ans environ l'avaient conduit au bord de la*

---

[1] Massin, *op. cit.* p. 473

tombe...[1] Toutefois, il ne parle pas d'hydropisie due à l'excès de telles boissons, dont le bruit courut cependant dans la ville.

Rolland trouve absolument déplacé que Wawruch épinglât ce bavardage dans son *Rapport médical*, et que Malfatti se soit permis une telle indiscrétion, alors qu'il avait pris part lui-même aux libations de la famille. Selon Beethoven, Thérèse, la nièce du médecin qu'il chercha à épouser, avait aussi trempé son bec comme une grive dans une vigne.

Les Massin voient dans les propos de Wawruch une souillure de la mémoire du musicien, des calomnies, un mensonge, car Malfatti n'aurait rien pu savoir de ses saouleries depuis sept ans puisqu'il ne l'avait pas revu depuis douze ans. Ceci nous paraît douteux parce que Beethoven était suffisamment célèbre pour que ses abus, s'il y en eut, fussent connus dans le milieu médical ou ailleurs.

En tout cas la rumeur courut dans Vienne que le compositeur se mourrait d'hydropisie due à ses excès, comme Schindler en informera Wegeler quelques mois plus tard, le 6 juillet 1827.[2] À la prière de Beethoven que sa vie morale ne soit pas salie il tentera de défendre sa mémoire. Il protestera en affirmant que jusqu'au début du mois de

---

[1] Rolland, *Beethoven, les grandes époques créatrices*, Albin Michel, Paris, 1966, p. 1293 ; Massin, Id.

[2] *Beethoven nous a souvent parlé, à Breuning et à moi, dans les dernières semaines de sa maladie, des bruits fâcheux pour sa réputation morale, qu'on ferait courir sur lui s'il mourait de cette maladie. En vérité, pendant sa maladie, on colportait déjà le bruit qu'il souffrait d'hydropisie par suite d'abus de boissons. Il en avait une extrême douleur, d'autant plus que ces calomnies étaient répandues par des hommes qu'il avait reçus à sa table.* (Massin, *op. cit.* p. 473-474, Rolland, *op. cit.* p. 22) Évidemment, ce n'était pas très sympathique de la part des invités de Beethoven, mais ils pouvaient néanmoins jauger sa consommation.

mars 1827, après la quatrième ponction du 27 février, où on considéra Beethoven comme définitivement perdu, il n'avait bu quotidiennement qu'un seul verre de punch. Sans connaître le volume exact du verre cela représente probablement trois ou quatre unités d'alcool, dépassant légèrement la dose maximale recommandée aujourd'hui. De même, nous verrons que Wegeler attestera de la sobriété générale de son ami, dans ses souvenirs publiés en 1838 et 1845.

Le 2 février, Beethoven subit une troisième ponction, ce qui le soulagea quelques jours, ne serait-ce que par la libération de l'oppression respiratoire que l'ascite entraîne. Une semaine plus tard, dans une lettre à Stumpff, il fit le point sur son état, en reconnaissant son hydropisie : *Malheureusement depuis le 3 décembre je reste couché, souffrant d'hydropisie. Vous pouvez penser en quel état cela me met. Je vis d'ordinaire uniquement de ce que mes œuvres me rapportent* [...] *Pensez aussi que rien ne permet encore de prévoir quand ma maladie prendra fin, et qu'il ne me sera pas possible en définitive d'enfourcher aussitôt mon Pégase pour qu'il reprenne son vol. Médecin, chirurgien, tout devra être réglé d'abord.*[1]

Sa reconnaissance de l'hydropisie ne semble donc pas l'avoir effrayé. Liszt, par contre, qui eut quelques phases intermittentes d'alcoolisme mondain, croira, quand on lui portera le diagnostic d'hydropisie en 1881, ne pas l'avoir méritée, du moins une hydropisie d'origine alcoolique. Même Chopin, qui but certainement assez peu, finit hydropique, d'une hydropisie par insuffisance respiratoire et cardiaque mais non hépatique.

Wegeler écrivit à Beethoven deux lettres pour le réconforter. La première ne semble pas lui être parvenue. Stephan von Breuning lui transmit la seconde à laquelle il répondit le 17 février : *Mon digne vieil ami ! J'ai du moins*

---

[1] *Les Lettres de Beethoven*, p. 1480-1481 ; Massin, *op. cit.* p. 477

eu la chance de recevoir par Breuning ta précédente lettre ; je suis encore trop affaibli pour y répondre [...] *Avec la guérison, si j'ose dire ainsi, cela marche encore très lentement. Il est à supposer qu'il faut s'attendre encore à une quatrième opération* [ponction abdominale] *quoique le médecin ne m'en ait rien dit. Je m'arme de patience* [...][1]

6/ Beethoven attaqué par les punaises

Apparemment, les conditions d'hygiène de l'appartement de Beethoven étaient loin de la perfection, car les punaises envahirent son lit. Elles le réveillaient constamment, comme le lui fit remarquer, dans son *Cahier* vers le 20 février, Gerhard, qui chercha à l'en débarrasser afin d'améliorer son sommeil, bienfaisant pour lui.[2] Une seule plainte de Beethoven à ce sujet figure dans son *Cahier*, à laquelle le père de Gehrard répondit par une promesse de lui fournir un onguent pour adoucir la peau. Gerhard nota de plus qu'il souffrait du ventre et que la plaie de la ponction s'enflammait lorsqu'il ne mettait pas de bandage.

Ailleurs, dans ses souvenirs publiés, il raconte qu'on découvrit le corps de Beethoven couvert de plaies quand on le retira de son lit à sa mort. Il s'y souvient que Beethoven

---

[1] Ib., p. 1481-1482 ; Rolland, *Beethoven, les grandes époques créatrices*, Albin Michel, Paris, 1966, p. 1301 ; Massin, *op. cit.* p. 477

[2] *J'ai entendu dire aujourd'hui que tu souffrais tellement des punaises, quand tu te reposes, que tu te réveillais à tout moment pendant ton sommeil ; comme le sommeil te fait du bien, je t'apporterai quelque chose pour chasser les punaises.* (Massin, *op. cit.* p. 478)

se plaignit plus d'une fois à lui de douleurs au niveau de la plaie enflammée des ponctions.

B. Le vin et le champagne comme remèdes (15 février – 14 mars)

Malgré l'échec du punch glacé Malfatti voulut continuer à stimuler le malade, suivant probablement en cela la méthode excitante de Brown. Beethoven témoigne de cette prescription certainement délétère dans une lettre du 22 février aux éditeurs Schott de Mayence, sur le Rhin : *Maintenant je vous adresserai une demande pressante. Mon médecin m'ordonne de boire de l'excellent vin vieux du Rhin. En trouver à Vienne de non frelaté ce n'est pas possible, quel que soit le prix qu'on y mette. Si j'en recevais un petit nombre de bouteilles, je vous montrerais ma gratitude pour la « Caecilia »*[1] *(...) Par conséquent plus tôt je recevrai ce vin du Rhin ou de la Moselle, plus il pourra servir à améliorer ma situation actuelle.*[2]

Le même jour il envoya une lettre à son ami Moscheles[3], qui se trouvait à Londres, l'informant de l'hydropisie dont il souffrait depuis trois mois. Schindler y joignit une lettre où il déclarait que Beethoven ignorait son incurabilité, mais la pressentait, et au point où en étaient les choses, n'avait plus à penser à sa guérison. Il y déplore que personne ne s'inquiète de lui, tout le monde l'abandonnant sauf lui alors qu'auparavant on venait le voir en équipage à la moindre indisposition. Il constate que ce serait inhumain de

---

1 Caecilia était une revue musicale publiée par les Schott de 1824 à 1848.

2 *Les Lettres de Beethoven*, p. 1483-1484 ; Massin, *op. cit.* p. 478

3 Ignaz Moscheles (1794-1870) fut pianiste, compositeur et chef d'orchestre. Il publia en 1841 une traduction en anglais de la biographie de Beethoven par Schindler qu'il annota. Il dit avoir été l'ami de Beethoven de 1808 à 1820, mais fit beaucoup de tournées durant cette période. Il s'installa en Angleterre en 1826.

l'abandonner dans cette situation absolument désespérée, mais qu'il perd tout son temps avec lui, propos qui révolte les Massin. Au contraire de ses dires ils énumèrent, après Rolland, la longue liste des amis ou des connaissances qui vinrent voir Beethoven.

Ils s'indignent aussi qu'il se fasse remettre vers la fin du mois les partitions de la *Neuvième symphonie* et du huitième quatuor, qu'il vendra plus tard à Berlin au roi de Prusse Frédéric-Guillaume III avec les *Cahiers de conversation* triés et arrangés par lui, alors qu'il promit en même temps de les transmettre sans les vendre.

Beethoven réitéra le 1er mars, après une quatrième ponction le 27 février, sa prière de vieux vin blanc du Rhin ou de vin de Moselle auprès des Schott. Il les relance encore le 10 mars, toujours persuadé de la bienfaisance du vin : *Ma santé, qui ne sera pas rétablie de sitôt, requiert les vins que je vous ai demandés, lesquels m'apporteront, pour sûr, un soulagement, des forces et la santé.*[1] Ces vins viendront trop tard pour le sauver, mais il pourra y goûter pendant quelques jours.

Alors que le sevrage serait nécessaire, mais de toute façon trop tardif, il se plaisait aux vins qu'on lui faisait parvenir, comme le fit, durant la première quinzaine de mars, son ami, le baron Johann von Pasqualati dans la maison duquel il vécut plusieurs années de 1804 à 1815. Il lui déclara vouloir les tester pour déterminer lequel lui conviendrait le mieux, en le remerciant aussi des compotes qu'il désirait vivement : *dès que j'aurai découvert entre les vins celui qui me paraît le meilleur pour ma santé, je vous*

---

[1] Ib., p. 1490

le ferai savoir, tout en abusant le moins possible de votre amabilité.[1]

Quelques jours plus tard, se disant épuisé par l'insomnie, il le remercia pour un plat qu'il lui a fait parvenir[2] puis, un autre jour, pour un autre mets, déclarant désirer de la compote de pêches et ajoutant : *pour d'autres aliments je dois d'abord consulter mes médecins. – Quant au vin, ils trouvent que le meilleur pour moi serait le Grinzinger, mais à tous les autres ils préfèrent un vieux Krumholz Kirchner* [Gumpoldskirchner]. Il l'avertit néanmoins *que cette déclaration ne me fasse pas mal juger de votre part.*[3]

Une autre lettre informe Pasqualati que Malfatti lui a fourni quelques bouteilles de ce vin et lui a autorisé le champagne. Il lui demande encore des compotes : *Je vous demande aujourd'hui un peu de compote de cerises, mais sans citron, toute simple. De même une bouillie légère de farine, quelque chose rappelant la purée, me ferait grand plaisir ; ma brave cuisinière n'est pas trop experte jusqu'ici en matière de régime.* Le champagne *m'est permis ; je vous prie seulement de joindre à votre prochain envoi une coupe à champagne. En ce qui concerne le vin, Malfatti m'a permis dès le début le vin de la Moselle ; mais il affirmait qu'il n'y en avait point d'authentique à Vienne, aussi me donna-t-il lui-même plusieurs bouteilles de Krumpholz Kirchner déclarant que c'était le meilleur vin pour ma santé, puisqu'on ne pouvait se procurer de vrai vin de la Moselle.*[4] La dernière lettre recensée de sa correspondance, adressée à Pasqualati, consacre les vertus du champagne : *Ami vénéré ! Comment pourrai-je assez vous remercier*

---

[1] Ib., p. 1489 ; Massin, *op. cit.* p. 483

[2] *Grand merci pour le plat d'hier, il y en a même encore suffisamment pour aujourd'hui – Le gibier m'est permis, le médecin est d'avis que les grives me conviennent parfaitement.* (Ib., p. 1490)

[3] Ib., p. 1492 ; Massin, *op. cit.* p. 484

[4] Ib., p. 1496 ; Porot et Miermont, *op. cit.* p. 110

pour ce champagne excellent ; comme il m'a restauré et comme il va me restaurer encore ! [1]

Les médecins voulaient-ils accélérer la mort ? Pourtant, il ne semble pas que le musicien la réclame. Ou bien, la cause étant perdue, lui laissèrent-ils encore quelques plaisirs ?

Malfatti, ou d'autres relations de Beethoven, connaissaient certainement les vertus thérapeutiques attribuées aux vins et au champagne. En France, dans la querelle séculaire, à laquelle se mêla la faculté de médecine de Paris, entre médecins bourguignons et champenois sur les vertus thérapeutiques comparées des vins de Beaune et de Reims, ceux-ci triomphèrent en 1778. Le 14 mai 1777, à la faculté de médecine de Reims, on agita la question de l'usage du vin de champagne mousseux contre les fièvres putrides et autres maladies similaires. J.C. Navier (1750-1828), médecin rémois, fils d'un médecin renommé de Châlons-sur-Marne, publia un ouvrage sur ce sujet l'année suivante, qui serait le premier ouvrage en français traitant de l'emploi médical du vin.[2] Docteur-régent, il fut le dernier doyen de l'ancienne faculté de médecine de Reims fondée

---

[1] Ib., p. 1497 ; Massin, *op. cit.* p. 483

[2] Navier Jean-Claude, *Question agitée dans les écoles de la faculté de médecine de Reims le 14 mai 1777 sur l'usage du vin de Champagne mousseux contre les fièvres putrides et autres maladies de même nature*, 1778, rééd. Editions COMEDIT, Paris, 1994. Notons que le *Dictionnaire encyclopédique des sciences médicales* (1877) de Dechambre, après le dictionnaire de Panckoucke (1824), attribue cet opuscule à son père plus célèbre Pierre-Toussaint Navier (1712-1779). Mais les deux éditions de 1778 indiquent bien « Jean-Claude Navier » dans le tirage ordinaire et « M. Navier fils » dans le tirage spécial, comme l'indique le Dr J.-P. Fontaine dans sa préface du fac-similé de 1994.

en 1555 et supprimée à la Révolution en 1793. À son rétablissement en 1821 il en fut le premier directeur.

Dans son ouvrage qui connut un tirage ordinaire et un autre spécial, avec textes latin et français en regard, J.-C. Navier démontre, selon lui, les propriétés thérapeutiques des vins mousseux de champagne contre les fièvres putrides. L'argumentation qu'il y développe, à partir d'une physiologie et d'une chimie sommaires même s'il se réfère entre autres à Lavoisier, est si alambiquée et lacunaire que cet ouvrage nous apparaît davantage comme une brochure promotionnelle du champagne, et que nous avons renoncé à en exposer les arguments scientifiques.

Malgré l'échec des ponctions Beethoven espérait encore guérir, au cas où il en supporterait de nouvelles, comme il l'exprime dans une seconde lettre à Smart du 7 mars : *Jusqu'à ce jour, malheureusement, je ne vois pas approcher la fin de ma terrible maladie ; au contraire, mes souffrances et avec celles-ci mes préoccupations ne font qu'augmenter – Le 27 février j'ai été opéré pour la quatrième fois et peut-être le sort veut-il que je m'attende à l'être pour la cinquième, voire encore plus souvent. Si cela continue, ma maladie se prolongera sûrement jusqu'au milieu de l'été, et que vais-je devenir ? De quoi vivrai-je en attendant que je retrouve mes forces complètement abattues* [...][1] Cependant, les médecins s'étaient alors déjà convaincus de sa perte et renoncèrent à une cinquième ponction. On lui prescrivit des clystères et un purgatif. Un jour, Malfatti vint avec son assistant nommé Röhrich. Ils l'interrogèrent sur sa dernière ponction et la fréquence de son laxatif, qu'ils préconisèrent de prendre en une fois et aussi tard que possible.

J.N. Hummel (1778-1837) et son élève âgé de quinze ans F. Hiller (1811-1885), venus de Weimar, lui rendirent visite

[1] *Les Lettres de Beethoven*, p. 1488 ; Massin, *op. cit.* p. 481

quatre fois. Hiller rapporta ses souvenirs de ces visites.[1] Le 8 mars Hummel pleura à l'aspect de Beethoven.

Cinq jours plus tard ils trouvèrent que son état avait fortement empiré, bien qu'il parlât encore abondamment et avec vivacité. Il souffrait fortement et gémissait. Faisant l'éloge du dévouement de Schindler il demanda à Hummel de participer à un concert au bénéfice de celui-ci.

Dans une lettre à Moscheles du lendemain Schindler crut pourtant que la maladie pourrait encore durer plusieurs mois : *De l'hydropisie résultera une consomption qui s'annonce déjà, il n'a plus que la peau et les os. Mais sa constitution peut résister encore très longtemps à cette effroyable fin. Il peut se passer ainsi bien des mois, car la poitrine est encore d'acier. Il parle très souvent d'un voyage à Londres quand il sera rétabli.*[2]

C. Le cheminement vers la mort (15 mars – 26 mars 1827)

Durant ces deux derniers mois de vie Beethoven, ne comptant pas sur la cour autrichienne, avait demandé le 22 février, dans des lettres à Moscheles et à Smart, une avance financière sur un concert à son bénéfice auprès de la Société Philharmonique de Londres dont Smart organisait et dirigeait les concerts, laquelle lui fit verser rapidement, le 15 mars, cent livres-sterling, soit mille florins-or, par l'intermédiaire d'une banque viennoise. L'intendant de celle-ci courut lui annoncer l'arrivée de ce crédit qui vit le musicien fondre de joie et de remerciement. Il put alors constater son état de consomption et, le lendemain, l'effet de ce bonheur subit : *Il est plus semblable à un squelette qu'à un vivant... La commotion morale, produite par la joie, a fait rouvrir pendant la nuit suivante une de ses*

[1] Voir Prod'homme, *op. cit.* p. 247-252

[2] Massin, *op. cit.* p. 483

plaies, et toute l'eau accumulée depuis quinze jours est sortie... Lorsque je l'ai revu, le lendemain, il se sentait merveilleusement soulagé.[1]

Beethoven adressera une lettre à Moscheles le 18 mars pour remercier la Société Philharmonique à laquelle il promet d'achever, notamment la dixième symphonie esquissée, et de composer des œuvres, si tant est que le ciel lui rende la santé. Il manifestait encore l'espoir d'une guérison.

Schindler compléta la lettre par quelques détails domestiques consécutifs à cette heureuse nouvelle. Les chagrins et les soucis de Beethoven disparurent comme par enchantement. Il remplaça le lendemain, un vendredi, le bœuf bouilli et les légumes auxquels il se restreignait par économie, par un régal de poissons, sa friandise. Il s'acheta un grand fauteuil de trente florins, dit de grand-papa, et s'y prélassait une demi-heure par jour tandis que l'on faisait son lit. Par un manque de dignité incongru, qui laisse entrevoir son caractère, Schindler se plaignit des heures et du temps perdu passés avec Beethoven, de devoir goûter chaque boisson et chaque aliment avant lui afin de veiller à leur innocuité. Bien qu'il dise faire cela de tout cœur il avoue sans gêne que cela durait trop longtemps.

La délivrance apportée par cette aide venue de Londres apporta donc à Beethoven un mieux les 18 et 19 mars. Mais le 20 mars, à la troisième visite de Hummel et d'Hiller, il manifesta une extrême faiblesse, et ne s'exprima que d'une voix faible et de façon entrecoupée. Il fixait mal ses yeux, qui perdaient leur vivacité. Il le sentait, se préparait à faire le saut, tout en projetant de se rendre à Londres dès qu'il irait mieux.

Il survint un jour où il se rendit compte probablement de son impossibilité de guérir. Wawruch s'en fait l'écho :

[1] Rolland, *Beethoven, les grandes époques créatrices*, Albin Michel, Paris, 1966, p. 1310-1311 ; Massin, *op. cit.* p. 488

Nulle consolation ne pouvait plus agir sur lui, et lorsque je lui promis que le printemps prochain apporterait un adoucissement à ses douleurs, il me répondit en souriant : « Ma tâche est accomplie ; si un médecin pouvait encore m'assister, his name shall be called wonderful. *Cette mélancolique allusion au* Messie *de Haendel me bouleversa.*[1]

Anselm Hüttenbrenner a prétendu qu'environ huit jours avant sa mort, le 18 ou 19 mars, Beethoven l'avait reçu avec Schubert, introduits l'un après l'autre par Schindler. Beaucoup de biographes, dont Rolland, contestent cette entrevue, à laquelle par contre croient les Massin. Cependant, Schindler l'a niée, et Joseph von Spaun, un des premiers amis, constamment fidèle, de Schubert, écrira que celui-ci n'avait jamais pu approcher Beethoven.

L'état de Beethoven empira ensuite. Le chanteur basse d'origine italienne, Luigi Lablache, venu lui rendre visite, le vit délirant avec des exclamations inintelligibles d'où surgirent ces mots : *Entendez-vous la cloche* [celle d'un théâtre annonçant un changement scénique] *? Changement de décor...*[2]

Wawruch, après une longue consultation des médecins le 23 mars, avertit Beethoven par écrit de sa fin proche. D'après lui il s'en doutait déjà après la quatrième ponction du 27 février.[3] Il lut la nouvelle avec grande maîtrise de soi. Son visage se transfigura et, résigné, il annonça en latin à ses amis autour de lui, Schindler, Stephan von Breuning et son fils, que la comédie était finie. Ce jour-là Hummel et

---

[1] Massin, *op. cit.* p. 483

[2] Ib., p. 494

[3] *Les mois de janvier, février et mars se passèrent ainsi, amenant un amaigrissement rapide et un affaiblissement considérable de toute force vitale. Beethoven, dans les moments tristes où il avait conscience de son état, après la quatrième paracentèse, pronostiqua qu'il approchait de la fin, et il ne se trompait pas...* (Porot et Miermont, *op. cit.* p. 110)

Hiller le revirent une dernière fois. Selon Hiller, il gisait épuisé, pitoyable, soupirant parfois faiblement, ne pouvant plus dire un mot, et la sueur couvrant son front.

Beethoven fit appeler un prêtre qui vint le lendemain, le 24, vers midi. Une caisse de vin et de boissons arriva au début de l'après-midi, après le départ du prêtre. Schott avait répondu au vœu de Beethoven, et son envoi comprenait deux bouteilles de Rüdesheimer de 1806. Beethoven les regarda et prononça ses derniers mots : *dommage ! dommage !... trop tard.* Selon Schindler, dans une lettre à Schott, il en but par cuillerées jusqu'à la fin.

Stephan von Breuning, un des deux exécuteurs testamentaires, lui fit signer un codicille à son testament et divers papiers. Son fils a décrit ce moment. Son père, Schindler et le frère de Beethoven soutenaient pour le caler le corps de Beethoven qui s'effondrait sous leurs bras. À moitié endormi, celui-ci signa de sa main qui vacillait, en s'y reprenant plusieurs fois. Schindler voulut s'arroger *in extremis* le privilège de la dédicace de la première ouverture de *Fidelio*, ce dont le compositeur, à bout de forces, ne put le gratifier.

Il entra en agonie ensuite. Vers cinq heures du soir il perdit conscience et un délire commença. Le 25 mars, il tomba dans le coma, avec un râle qui s'accrut le lendemain. Un médecin l'aurait veillé durant la nuit.

Hüttenbrenner serait revenu en ce dernier jour à trois heures de l'après-midi, accompagné du jeune peintre Teltscher en vue d'effectuer un croquis de Beethoven. Stephan von Breuning et Schindler partirent chercher un emplacement destiné à sa tombe. On décida du cimetière de Währing, parce qu'y figurait déjà celle de Julie Vering, la première femme de Stephan, lequel devait aussi y être enterré. À la demande de son ancien beau-père, le Dr Vering, Stephan sera effectivement inhumé, quelques mois plus tard, dans le caveau des Vering, à côté de la tombe du compositeur.

Selon le récit de Hüttenbrenner de 1860 lui et la femme de Johann assistèrent seuls à la fin de Beethoven. Son souffle devint peu à peu imperceptible, et il expira à cinq heures trois quarts, peu après un violent orage de neige et de grêle, provoquant un dernier éveil de ce titan et d'ultimes crispations de sa main droite, qui retomba ensuite sur le lit, le cœur et la respiration ayant cessé. Il mourut donc le 26 mars 1827 à 56 ans. Une foule de vingt mille personnes suivit le cortège funéraire, témoignant de la popularité du défunt, annonciatrice du « mythe Beethoven ».[1] Huit *Kapellmeister* portaient le cercueil et Schubert un des flambeaux.

Le lendemain on chercha de l'argent et des papiers pour la succession. Holz put trouver le mécanisme d'un tiroir secret où l'on découvrit le Testament de Heiligenstadt, la lettre à l'éternellement bien-aimée, et deux portraits féminins, ceux de Giulietta Guicciardi et d'une seconde femme, dont l'identité n'est pas sûre.[2]

Stephan von Breuning, de santé fragile, aurait été très affecté par la mort de Beethoven et par les disputes l'entourant. De constitution fragile, remarquée par Beethoven et Wegeler, il mourut environ deux mois plus tard, dès juin 1827, et n'eut pas le temps d'écrire les souvenirs beethovéniens qu'il projetait.

Le 16 août eut lieu un inventaire des affaires de Beethoven, et les scellés furent manipulés et regroupés dans une seule chambre. On vendit tous ses papiers et ses livres un peu plus tard en vue de l'entrée d'un nouveau locataire.

---

[1] Voir *Ludwig van, le mythe Beethoven*, Gallimard, Cité de la musique – Philharmonie de Paris, Paris, 2016

[2] Solomon croit qu'il s'agit d'un amour intime de Beethoven, qui serait son immortelle bien-aimée Antonia Brentano. Initialement on avait désigné ce portrait comme celui de la comtesse Erdödy.

Rolland rapporte que Schindler et Stephan von Breuning soutirèrent ses trois livres de chevet pour éviter leur vente publique.[1]

Les Massin soupçonnent la police de Metternich d'être intervenue. Beaucoup de documents ont ainsi disparu. Des anecdotes de Seyfried sur Beethoven paraitront, donnant une image que Wegeler et Ries corrigeront dans leur livre de 1838, bien que longtemps absents de Vienne. Puis Schindler, en 1840, protestera contre Ries, et donnera une version historique que beaucoup de biographes contrediront.

D. L'autopsie (27 mars 1827)

Une autopsie fut pratiquée, en présence de Wawruch, par le Dr Johannes Wagner qui fit les observations suivantes :

- *Le corps du mort était très amaigri spécialement aux extrémités et parsemé de pétéchies noires* [...]
- *La cavité de l'abdomen était remplie de quatre mesures d'un liquide grisâtrement trouble.*
- *Le foie, réduit à la moitié de son volume, apparaissait semblable à du cuir, compact, de couleur bleue verdâtre et recouvert sur sa substance de nodosités égales au volume d'une fève* [...]
- *La vésicule biliaire a contenu un liquide sombre de même qu'un nombreux tassement semblable à du gravier. La rate est apparue de plus du double plus grande que la normale, compacte et de couleur noire. De la même façon, le pancréas a semblé plus large et plus compact ; son canal excréteur était*

[1] Il s'agit de l'*Odyssée* d'Homère, du *Westlöstliche Divan* (1819) de Goethe et des *Betrachtungen der Werke Gottes im Reiche der Natur* (Considérations religieuses...) de Christian Sturm. (Rolland, *Beethoven, les grandes époques créatrices*, Albin Michel, Paris, 1966, p. 1315)

ouvert à la section d'une plume d'oie. L'estomac de même que les intestins étaient très dilatés d'air.[1]

On constate que seuls deux diagnostics ont été posés par les médecins, ceux de jaunisse et d'hydropisie qui, aujourd'hui, ne sont pas des diagnostics mais des symptômes cliniques, de tout temps facilement reconnaissables. Les causes qui associent ictère et hydropisie peuvent être multiples, mais la cause la plus probable chez Beethoven paraît être la cirrhose éthylique. On en voyait encore beaucoup à l'époque de mes études médicales de 1974 à 1980 et de mon stage semestriel dans un service de gastro-entérologie, ainsi que dans les cabinets de médecine générale. Son incidence a beaucoup diminué aujourd'hui grâce à la réduction de la consommation d'alcool au profit d'autres drogues. De plus, sa manifestation est beaucoup moins spectaculaire avec les traitements modernes où l'hydropisie peut-être « séchée » par des diurétiques et l'ictère améliorée avec le sevrage ou par d'autres moyens.

Pour rendre explicite quels diagnostics de ce syndrome ictéro-oedémato-ascétique étaient présumables avant la mort de Beethoven d'une part, et après sa mort d'autre part, nous ferons en annexe un court historique de l'hydropisie, de la cirrhose, et de l'alcoolisme.

E. Conclusion sur la cirrhose de Beethoven

1/ Le déni par les amis de Beethoven de son excès de boissons enivrantes.

Wegeler, en 1845, défendit Beethoven de tout excès de boissons spiritueuses ou de vins : *Beethoven vivait en toutes choses avec beaucoup de sobriété, et aucun de ses amis ni de ses connaissances, autant que j'ai pu le savoir, ne l'a jamais vu ivre. L'assertion du Dr Waurauch* [sic], *que le Dr*

[1] Michaux, *op. cit.* p. 146-147 ; Porot et Miermont, *op. cit.* p. 112

Malfatti aurait ordonné du punch glacé à Beethoven souffrant de l'hydropisie, parce qu'étant son ancien ami il connaissait son penchant dominant pour les boissons spiritueuses, est complètement, dénuée de fondement. Il était malheureusement facile de trouver à l'hydropisie des causes suffisantes sans celle-là. – Le reproche que fait Tite-Live aux musiciens de Rome, qu'il appelle vini avidum ferme genus *(*Histoire..., *IX, 30), et dont je me servis quelquefois pour taquiner mon ami, comporte, en ce qui le regarde, de grandes restrictions.*[1] De même Schindler, dans sa biographie, nie toute surconsommation de telles boissons.

Cependant, Wegeler n'a ni côtoyé ni même vu Beethoven à partir de 1797, donc durant les trente dernières années de sa vie, et Schindler ne l'a fréquenté régulièrement qu'à partir de 1818, et donc seulement neuf ans sur les trente-cinq ans de sa vie viennoise.

2/ les hypothèses diagnostiques de Porot et de Miermont ; cirrhose alcoolique, ou cirrhose d'autre origine ?

Porot et Miermont consacrent un chapitre « l'alcool et la fonction dionysiaque » aux rapports de Beethoven avec l'alcool. Ils perçoivent le sujet comme tabou chez la plupart des biographes, se réduisant à la seule affirmation alternative : Beethoven est, ou bien n'est pas, alcoolique.

À partir de l'autopsie et de la dernière symptomatologie (ictère et ascite récidivante) de Beethoven ils concluent à une décompensation ictéro-ascitique due à une cirrhose.

Rapportant que 90 % des cirrhoses sont d'origine alcoolique (mais peut-être ce pourcentage en 1827 était-il différent de celui de 1980), la cirrhose de Beethoven aurait donc neuf chances sur dix d'être alcoolique ou œnolique. Ils évoquent cependant d'autres diagnostics, et avant tout

[1] Ries & Wegener, *op. cit.* p. 203-204

une hépatite virale. Ils étayent sa possibilité par les faits que le musicien aimait beaucoup les huîtres, fut précédemment affecté d'une jaunisse en 1821, qui a duré deux mois. Selon eux, la cirrhose du musicien pourrait être d'origine virale, la consommation d'alcool l'ayant seulement favorisée. Ils évoquent aussi un adénocarcinome hépatique sur cirrhose à cause des douleurs de l'hypocondre droit dans les derniers jours de la vie de Beethoven. Cependant, l'autopsie ne l'a aucunement révélé.

Ils s'opposent à certains biographes qui font reposer cette cirrhose exclusivement sur l'hérédité alcoolique du fait que la grand-mère et le père de Beethoven souffrirent de maladie alcoolique. Rappelons que la première mourut à 61 ans, et le second à 52 ans.

Ils reconnaissent que Beethoven avait une vénération consciente pour le vin. Nous avons vu que dans une lettre à Ries de juin 1804 Beethoven juge le vin comme lui étant très nécessaire et lui faisant beaucoup de bien. Il exprime plusieurs fois cette opinion à la fin de sa vie et attend sa guérison des vins. Il s'intéressa à eux apparemment en connaisseur, citant différents vins régionaux et recherchant le meilleur pour sa santé.

Porot et Miermont remarquent que certains médecins prônaient antérieurement le vin corsé et les spiritueux contre la colique et la faiblesse des intestins, tels A.F. Hecker en 1806, ou Bausch en 1812. Beethoven s'en serait convaincu.

Buvait-il quotidiennement ? Porot et Miermont recensent de nombreux témoignages qui montrent son alcoolisation. On les trouve surtout dans les *Cahiers de conversation.* Cependant, tous ces témoignages sont postérieurs à février 1818, ce qui correspondrait aux neuf années *ante mortem* où Beethoven aurait commencé à boire excessivement.

Dans sa correspondance on note peu de références à une telle consommation. En 1797 il commanda des bouteilles de Tokay à son ami Zmeskall, qui possédait des vignes en Hongrie. Ils se retrouvaient souvent à la taverne *Schwan.* Dans une lettre de 1809 Beethoven le traite de *maudit ivrogne – non point Comte de Musique mais Comte de la Goinfrerie – Comte des Dîners et Comte des Soupers, etc.*[1]

Certains, Blöchlinger, Schindler, et même son neveu Karl, lui ont parfois fait remarquer qu'il buvait trop. C'est Holz qui semble pourtant l'avoir entraîné dans les restaurants et dans de joyeuses soirées, et qui aurait colporté sa réputation de buveur.

Pour Porot et Miermont les boissons alcoolisées ont eu une valeur de soutien, et ont constitué le support symbolique de son activité créatrice. Beethoven a bu et ce choix fut, selon eux, essentiel à son économie et à son équilibre psychiques. Ils mettent en avant ses constantes oscillations de l'humeur allant de la dépression la plus noire à la franche exaltation hypomaniaque. Cependant, à la différence d'un alcoolique (entièrement dépendant), qui promeut l'alcool en objet unique, Beethoven a conservé jusqu'au bout, d'après eux, une activité sublimatoire intacte. La bouteille fut moins forte que la musique.

3/ Conclusion personnelle sur la consommation alcoolique et la cirrhose de Beethoven

Selon ces psychiatres il faudrait donc distinguer la cirrhose, évidemment pathologique, et les motivations ou causes psychologiques de l'alcoolisation.

Notons que la bière, le vin et peut-être les spiritueux n'avaient pas la même image qu'aujourd'hui. Ils provoquaient certainement beaucoup moins d'accidents

[1] *Les Lettres de Beethoven, op. cit.* p. 277

traumatiques, notamment par les transports. L'eau de boisson pouvait porter des germes, non encore identifiés, provoquant de multiples épidémies, telles que le choléra, dont peut-être Tchaïkovski fut victime, la typhoïde, dont mourut Schubert, ou d'autres gastro-entérites. Les boissons contenant de l'alcool, qui peuvent détruire certains germes, pouvaient sembler moins dangereuses. Grmek remarque que considérer le vin plus nocif que l'eau dépend du cadre historique, par exemple du contrôle sanitaire de l'eau, de l'espérance de vie, ou des tâches sociales. Pour un Grec jeune une dysenterie par infection hydrique pouvait être plus risquée qu'une éventuelle pathologie hépatique tardive.[1] Ce qui n'empêchait pas que l'ivrogne, de tout temps, fut facilement reconnaissable, et réprouvé par son comportement ou son excentricité. Grmek relève qu'Anacréon, grand buveur, serait mort à 85 ans, ce qui n'incitait pas à la tempérance.[2]

Selon les critères d'aujourd'hui on peut difficilement douter d'une intoxication alcoolique chez Beethoven, quand bien même sa cirrhose ne serait pas exclusivement d'origine éthylique. Il paraît avoir bu régulièrement, même si cette intoxication s'est majorée dans la dernière décennie de sa vie. Zmeskall, Franz Brunsvik, et la comtesse Erdödy lui fournirent du vin de Hongrie. Pasqualati et Malfatti, lui procurèrent aussi de bons crus. Beethoven connaissait aussi le Bourgogne, notamment par Zmeskall. Il but du punch avec les Malfatti et la comtesse Erdödy de même l'invita, sous forme d'un poème en vers, à venir boire du punch dans sa terre de Jedlersee.[3]

Cependant, il ne fut certainement pas un grand buveur. Rolland ne le croit pas et Schindler l'en disculpe. Selon Koering, le préfacier des *Lettres de Beethoven*, Beethoven

---

[1] Grmek, *op. cit.* p. 75

[2] Id.

[3] *Les Lettres de Beethoven*, p. 576

a bu excessivement, mais pas plus que beaucoup de Viennois. Il relève une statistique de 1808 montrant qu'un Viennois buvait 174 litres de vin et 148 litres de bière par an.[1] Il ne donne par contre aucun chiffre des décès par hydropisie.

Nous voyons Beethoven se défaire par deux fois de bouteilles de vin qui lui furent offertes. La première fois, en 1810, il fait don à Gleichenstein de quelques bouteilles qu'il trouve peu utiles pour lui-même, ne se trouvant pas bien, sans doute du fait de sa dépression après son échec amoureux avec Thérèse Malfatti.[2] De même, Schindler raconte la fois où Beethoven lui offrit six bouteilles de Tokay reçues en cadeau. En 1817, Beethoven, qui avait dans sa jeunesse affronté l'ivrognerie de son père, se plaint d'un domestique qui se saoulait.

Sa consommation fut-elle suffisante pour développer une cirrhose ? On ne peut éliminer une composante génétique favorisant ses pulsions à boire ou déterminant une sensibilité hépatique particulière. Il ne semble pas avoir connu souvent l'ivresse, ce qui témoigne d'une certaine maîtrise de soi. Sa consommation fut jugée excessive surtout *a posteriori* avec l'apparition de l'hydropisie. Mais combien d'hydropiques ne furent jamais grands buveurs, et inversement. Mozart, Chopin, ou Auguste Comte, faibles consommateurs, finirent hydropique par insuffisance rénale ou respiratoire. Mais ils n'eurent pas l'hydropisie abdominale observée chez Beethoven, plus spécifique d'une pathologie hépatique ou de l'abdomen. Seule l'autopsie put révéler les lésions du foie, mais le concept de cirrhose, issue seulement de l'observation, existait à peine

[1] Ib., p. XV
[2] Ib., p. 335

à la mort de Beethoven et on ignorait les facteurs qui la provoquent.

Nous pensons que la cirrhose de Beethoven comprend une composante alcoolique indéniable, mais que d'autres facteurs sont sans doute intervenus. Outre l'éventualité d'une hépatite virale il prit souvent, et en quantité importante semble-t-il, du fait de maladies apparues dès sa jeunesse, des médicaments prescrits par les médecins, dont certains furent probablement délétères pour son foie.

Conclusion générale

Il peut paraître frustrant pour un médecin de ne pas avoir de diagnostic précis sur les pathologies de Beethoven, d'ignorer les natures exactes de son affection intestinale, de sa surdité et de sa cirrhose, même si l'alcool a certainement joué un rôle dans la genèse de celle-ci. Beethoven décrit rarement ses symptômes et de façon peu instructive car ils sont plutôt généraux et ne permettent pas de reconnaître d'entité nosologique sûre.

Le compositeur fut également très discret sur sa vie intime et sexuelle, ce dont témoigne l'incertitude sur l'identité de l'immortelle bien-aimée. Ses rapports avec les péripatéticiennes sont flous et n'autorisent pas de se prononcer sur une quelconque maladie vénérienne, qui semble inexistante.

Les renseignements apportés par l'autopsie et les exhumations sont peu probants. Une analyse génétique de ses restes corporels comparée avec celle de Minona pourrait certainement établir ou réfuter sa paternité et faire progresser l'énigme de la mystérieuse bien-aimée.

Sur le plan psychiatrique on ne décèle aucune pathologie suffisamment nette et spécifique. On ne peut parler d'hypocondrie ni de mélancolie. S'il manifeste des phases un peu dépressives avec idées suicidaires elles manquent de caractérisation et s'équilibrent avec des phases d'excitation et d'enthousiasme artistique. Je ne crois pas qu'on puisse parler de troubles bipolaires. Son humeur variable peut s'expliquer par la sévérité de sa surdité qui a nécessairement modifié ses rapports avec son entourage, ses amis et ennemis, et ses relations de travail. On peut néanmoins observer une tendance paranoïde induite en partie par son handicap, source d'un délire d'interprétation et de ruptures récurrentes avec ses proches. On pourrait également discerner dans sa relation avec son neveu une névrose amoureuse par un transfert pulsionnel de ses passions féminines avortées et frustrantes.

Terminons ces généralités par quelques remarques sur ses relations avec ses médecins. S'il les respecte pour leurs études prolongées et par sa reconnaissance de la valeur de la science, ayant sans doute pour modèle son ami Wegeler, il ne manque pas parfois de les critiquer et de leur lancer, même directement, des saillies assez dures. Ceci arriva envers Frank, Braunhofer, Wawruch et même, une fois, Malfatti. Seul semble épargné Schmidt auquel il resta fidèle jusqu'à sa mort. S'il ne paraît pas avoir été un malade facile il ne semble pas injuste envers eux et ses critiques se justifient devant la faiblesse des thérapeutiques, qu'il blâme même trop peu.

Cependant, comme les médecins, il n'est pas dénué d'illusions sur la valeur des remèdes, telle sa croyance en la vertu thérapeutique primordiale des vins. Il ne se montre pas mauvais observant, tout en se désespérant de l'impuissance thérapeutique à améliorer sa surdité et ses troubles gastro-intestinaux. En ce qui concerne ceux-ci il perçoit bien l'importance de l'alimentation, de la préparation des plats, et de la qualité des vins. Nous sommes convaincus aussi que la santé figure en partie dans l'assiette.

ANNEXE 1 : Histoire de l'hydropisie et de la cirrhose

1/ Histoire de l'hydropisie

L'hydropisie consiste en un épanchement de sérosité dans une cavité naturelle du corps ou entre les éléments du tissu conjonctif. L'homme étant constitué de 70 % d'eau, l'hydropisie se manifeste par une infiltration d'eau dans le système extracellulaire et vasculaire.

Dans l'Antiquité, l'hydropisie (*húdrõps*) n'était pas nécessairement associée à une consommation excessive de vin. Un traité hippocratique note que les enfants avaient souvent des hydropisies des bourses, qui tendaient à disparaître avec l'âge.[1] Un autre traité hippocratique reconnaît qu'une prédisposition congénitale peut exister dans certaines maladies, dont l'hydropisie.[2] Diogène Laërce rapporte, dans sa vie d'Héraclite, que celui-ci devint hydropique en se nourrissant d'herbes et de plantes dans les montagnes, et en mourut.[3]

En 1804, un médecin écossais de la marine, Thomas Trotter (1761-1832) publia un ouvrage sur les effets de l'ivrognerie.[4] Il connut plusieurs éditions, les quatrième et cinquième en 1810 et 1820. Parmi les maladies ou maux provoqués par l'intoxication habituelle (chronique) des boissons fermentées ou des spiritueux il cite les phlegmasies ou maladies inflammatoires, la rosacée, l'inflammation du foie ou hépatite, la goutte, l'ictère ou jaunisse, la dyspepsie ou indigestion, l'hydropisie, la paralysie due à une apoplexie, la folie et l'idiotisme, la mélancolie, l'induction d'un tempérament nerveux, et un vieillissement prématuré.

En ce qui concerne l'hépatite il la conçoit aigue ou chronique, le foie étant, plus que les autres viscères, sensible à l'inflammation causée par la boisson. Cette inflammation

---

[1] Grmek Mirko, *Les maladies à l'aube de la civilisation occidentale*, Paris, Payot, 1983, p. 31

[2] Ib., p. 280

[3] Ib., p. 71

[4] Trotter Thomas, *An essay medical, philosophical and chemical on drunkenness and its effects on the human body*, Londres, 1804 (Essai médical, philosophique et chimique sur l'ivrognerie et ses effets sur le corps humain)

précède, selon lui, l'hépatomégalie et la maladie à tubercules (*tubercular disease*) du foie, ou son rapetissement. Il note bien que l'hépatite chronique est non douloureuse, lente dans son évolution, et ne donne fréquemment aucune alarme jusqu'à la survenue d'une maladie incurable. Il en discute l'origine, et la croit au premier stade une affection nerveuse par la connexion (*consent*) de ses nerfs avec ceux de l'estomac. La jaunisse est pour lui le signe qui prouve que le sujet est un *veteran worshipper at the shrine of bacchus* (un vieux fidèle du culte de Bacchus). Quant à l'hydropisie elle lui semble suivre plus particulièrement les maladies hépatiques que les autres, et davantage l'effet d'une sympathie ou connexion du foie avec les fonctions du système lymphatique que d'une résistance mécanique du foie malade.[1]

2/ Histoire de la cirrhose

a/ La cirrhose du foie décrite par Laennec (1819)

Sournia rapporte que dès 1792 J.C. Lettsom (1747-1815) signala à la Société médicale de Londres des altérations hépatiques chez des buveurs excessifs. Matthew Baillie (1761-1823), médecin écossais de l'hôpital Saint-Georges de Londres, introduisit le premier l'anatomie pathologique en Angleterre. Dans son ouvrage *The morbid human anatomy of some of the most important parts of the human body* (1793) il décrit un foie rétréci à l'autopsie d'un buveur. De même, Black (William Black (1749-1829) ?), en 1817, vit chez un buveur un foie rétréci au tiers de son volume normal, très dur et couvert de nodules, similaire à l'état du foie d'un malade qu'observera Laennec deux ans plus tard.[2]

En effet, en 1819, Laennec, un des maîtres de l'école anatomo-clinique, a rapporté un état atrophique du foie qu'il appela « cirrhose » dans le premier volume de son ouvrage *De l'Auscultation médiate*.

Il la décrit à l'occasion de sa XXVe observation, un malade de quarante-sept ans qui entra à l'hôpital Necker le 13 mars 1819. Il présentait des œdèmes des pieds et des jambes le jour, et une

---

[1] Ib., p. 120-121, 124-125, 129-130, 132-134

[2] Sournia, *op. cit.* p. 41

pleurésie. Le ventre se météorisa, et les œdèmes augmentèrent. En station debout une fluctuation se manifestait dans la moitié inférieure du ventre et les bourses prenaient un volume énorme. Il mourut le 18 mai. L'autopsie, trente heures plus tard, révéla une quantité innombrable de tubercules. La cavité du péritoine contenait cinq à six pintes de sérosité jaunâtre. Sa membrane était tachée de noir.

C'est ici que Laennec fait une description du foie qu'il appelle « cirrhose » : *Le foie, réduit au tiers de son volume ordinaire, se trouvait, pour ainsi dire, caché dans la région qu'il occupe ; sa surface externe, légèrement mamelonnée et ridée, offrait une teinte grise-jaunâtre ; incisé, il paraissait entièrement composé d'une multitude de petits grains de forme ronde ou ovoïde, dont la grosseur variait depuis celle d'un grain de millet jusqu'à celle d'un grain de chenevis.*[1] Entre ces grains flasques, de couleur jaune roux ou verdâtre, on ne distinguait presqu'aucun tissu propre du foie. Et leurs parties qu'on ne pouvait pas écraser donnaient la sensation de cuir mou.

En note, Laennec fait le lien entre cette pathologie hépatique, qu'il nomme « cirrhose », et l'ascite péritonéale, en observant que la première constitue une des causes les plus courantes de la seconde : *Cette espèce de production est encore du nombre de celles que l'on confond sous le nom de* squirre. *Je crois devoir la désigner sous le nom de* cirrhose, *à cause de sa couleur. Son développement dans le foie est une des causes les plus communes de l'ascite, et a cela de particulier qu'à mesure que les cirrhoses se développent, le tissu du foie est absorbé ; qu'il finit souvent, comme chez ce sujet, par disparaître entièrement ; et que, dans tous les cas, un foie qui contient des cirrhoses perd de son volume au lieu de s'accroître d'autant.*[2] Il croit cependant cette lésion non spécifique du foie.[3] Il ne la relie pas d'ailleurs à une consommation excessive de vin ou de spiritueux. Et il ne fait pas

---

[1] Laennec R.-T.-H., *De l'auscultation médiate*, Brosson et Chaudé, Paris, 1819, T. I, p. 368

[2] Ib., T. I, p. 368-369

[3] *Cette espèce de production se développe aussi dans d'autres organes, et finit par se ramollir comme toutes les productions morbifiques.* (Ib., T. I, p. 369)

le lien chez son malade entre cette cirrhose et la consommation de ces boissons. Black fit le lien, mais sans désigner l'alcool que contiennent ces boissons comme la cause de cette pathologie hépatique.[1]

Selon l'auteur V.C. de l'article « Cirrhose » (1876) du *Dictionnaire encyclopédique des sciences médicales de Dechambre* ce terme fut mal choisi par Laennec parce qu'il ne se réfère qu'à la couleur du foie, et que la conception qu'il s'en fait à partir de sa description est fausse. Il juge que Boulland (1826) et Andral (1829) n'ont eu aucune peine à réfuter l'opinion de Laennec en prouvant que la cirrhose consistait en une altération de la substance même du foie.

Il donne même la priorité à Bichat (1771-1802), qui aurait décrit cette maladie hépatique dès son *Anatomie générale* (1801), et surtout dans son dernier cours d'anatomie pathologique. Cependant, si on se réfère aux citations qu'il reproduit, on voit que Bichat relie la diminution de volume du foie non à une affection organique mais à l'aplatissement du foie contre le diaphragme par l'hydropisie ascite. Il trouve bien des granulations du foie chez des sujets hydropiques ou extrêmement maigres mais sans désorganisation apparente.

En 1791, Martin Lange (1753-1792), médecin de Transylvanie, décrivit une hépatite épidémique. L'anglais G.M. Findlay et l'américain W.P. Havens démontreront en 1942 l'origine virale de cette entité nosologique.

3/ Histoire de l'alcoolisme

Le terme « alcoolisme » n'existait pas dans l'Antiquité puisque l'alcool fut inventé par les savants arabes vers 950. Grmek relève que pour les poètes grecs le vin embellissait la vie tout en pouvant nuire à la santé. Dans les épopées homériques on saisissait toute occasion de boire du vin doux comme du miel. Un vers de l'*Iliade* d'Homère, un des poètes préférés de Beethoven, proclame déjà que le vin augmente grandement l'ardeur du soldat

[1] Il écrit : *Cette maladie est rencontrée très fréquemment chez les grands buveurs, bien qu'on ne puisse pas voir de lien nécessaire entre ce mode de vie et cette maladie particulière du foie.* (Sournia, *op. cit.* p. 41)

fatigué. Ulysse recommandait à Achille de prendre leur part de pain et de vin. Les poètes lyriques ont loué l'ivresse extatique, ce dont témoigne le succès des chansons de table d'Anacréon. Les médecins ont aussi décrit l'ivresse par le vin, mais son facteur pathogène leur aurait complètement échappé, selon Grmek, bien que les Grecs aient prêché très tôt la tempérance.[1]

En 1554, G. Cardano (Cardan) (1501-1576) fabriqua de l'alcool pur. En 1729, le parlement britannique vota des mesures pour limiter la consommation de boissons alcooliques. Le médecin anglais W. Buchan (1729-1805) souligna les méfaits de l'alcool dans son ouvrage *The new domestic medicine* (Nouvelle médecine domestique) qui date de 1769.

---

[1] Grmek, *op. cit.* p. 74-75, 168

ANNEXE 2 : « L'immortelle Bien-Aimée » (*Unsterbliche Geliebte*) de Prague (3-4 juillet 1812)

Nous ne citerons pas intégralement la lettre de Beethoven à son amante, déjà reproduite intégralement par les Massin et par Solomon, mais seulement quelques éléments qui nous paraissent pouvoir aider à déterminer son identité. Beethoven lui écrivit en utilisant le crayon qu'elle possédait.

Il semble qu'il juge impossible de ne point vivre leur amour malgré les sacrifices, probablement de sa part à elle, qu'il doit entraîner. Il ne semble pas comprendre son chagrin, ses réserves et sa douleur : *Pourquoi ce profond chagrin, quand la nécessité se prononce – Notre amour peut-il exister ailleurs que dans l'immolation, dans le renoncement à tout avoir ? Peux-tu y changer quelque chose, au fait que tu ne m'appartiens pas tout entière, que je ne suis pas entièrement à toi ?* [...] *Si nous étions complètement unis, tu n'éprouverais pas, ni moi non plus, ce sentiment douloureux.*[1] Il suppose qu'il va la revoir bientôt : *sans doute nous allons nous voir prochainement.* [...] Il s'en remet aux cieux sur ce que leur amour va devenir : *Le reste, ce sont les cieux qui doivent nous l'envoyer, quelle que doive être et sera notre destinée.*[2]

Le lendemain, il continue sa lettre par la reconnaissance de la souffrance de son amante, mais il croit que leur amour ne pourra se briser : *Tu souffres, toi, qui de tous les êtres m'es le plus cher* [...] *Notre amour n'est-il pas une véritable demeure céleste ? - mais aussi solide que le firmament.*[3]

Le surlendemain, le 7 juillet, il se demande si le destin les exaucera, et il semble prévoir que leur liaison ne sera pas celle d'un couple « normal », où il vivrait ensemble, ce qui serait leur désir à tous deux : *J'aurais besoin à mon âge d'une certaine uniformité, d'une certaine égalité de vie – celle-ci peut-elle subsister dans nos rapports ?* [...] *Sois tranquille, c'est uniquement par un tranquille examen de notre existence que*

---

[1] *Les Lettres de Beethoven,* p. 414-415 ; Massin, *op. cit.* p. 232-233

[2] Ib., p. 416 ; Massin, *op. cit.* p. 233

[3] Ib., p. 416-417 ; Massin, *op. cit.* p. 233

nous pourrons atteindre notre but de vivre ensemble.[1] Son amante veut-elle vraiment vivre avec lui, comme il le croit ?

1/ L'hypothèse des Massin : Joséphine de Brunsvik (1779-1821)

Celle-ci, surnommée Pépi, était la fille du comte de Brunsvik Antoine II, qui mourra en 1793. Elle eut deux sœurs, Thérèse (1775-1861) l'aînée de la fratrie, et Charlotte (1782-1840) la cadette. Un frère, Franz (1777-1849), s'intercale entre Thérèse et Joséphine. Tous étaient cousins germains de Giulietta Guicciardi.

Rolland et les Massin, se basant sur les *Mémoires* de Thérèse, situent la première rencontre de Joséphine avec Beethoven en mai 1799, soit treize ans avant celle de Prague. Le grand-père avait été fait comte par Marie-Thérèse, impératrice et reine de Hongrie, qui lui avait octroyé des terres supplémentaires en Hongrie. Thérèse (Maria Theresa) fut filleule de l'impératrice. La mère, veuve, vint à Vienne en mai 1799 pour marier l'une de ses trois filles. Elles prirent des leçons de musique avec Beethoven, emballé par leurs dons et qui vint quotidiennement plusieurs heures à leur hôtel pendant seize jours. Il entra dans leur intimité, et composera pour elles des *Variations* pour piano à quatre mains sur un poème de Goethe.

Joséphine trouva comme soupirant le comte Joseph Deym, de trente ans plus âgé, avec lequel elle se mariera à contrecœur en Hongrie dès le 29 juin 1799 sous la pression de sa mère. Après son mariage elle revint à Vienne, et Beethoven continua à lui donner des leçons, deux fois par semaine, en devenant même ami de son mari. Il acheva en cette période l'ensemble des six premiers quatuors op. 18. Du 18 mai au 25 juin 1800 il se rendit en Hongrie, à Bude, non encore associée à Pest, puis à Martonvásár chez la famille Brunsvik à trente kilomètres de Budapest.

Entre 1800 et 1804 Joséphine aura quatre enfants, mais sera veuve dès janvier 1804. Lors d'un court voyage à Prague son mari, le comte Deym, mourut d'une pneumonie. Joséphine attendait son quatrième enfant. Très probablement elle et Beethoven n'eurent aucun rapport intime dépassant l'amitié

[1] Ib., p. 417-418 ; Massin, *op. cit.* p. 234

avant cette date car Beethoven s'interdisait par principe, assura-t-il au couple Bigot, d'avoir des rapports autres qu'amicaux avec une femme mariée, encore plus, peut-on supposer, si le mari est un ami, comme le furent Deym, ou Bigot, récalcitrant à ce que Beethoven fasse une promenade avec sa femme et leur fille sans lui.

Une fois Joséphine veuve en janvier 1804 Beethoven devint plus assidu auprès d'elle. Il n'avait jamais cessé de lui donner des leçons. Elle admirait sa musique qu'elle percevait comme supérieure et très novatrice. Charlotte écrit, dans des lettres à sa sœur Thérèse et à son frère Franz de novembre 1804 à janvier 1805, que Beethoven est extrêmement, infiniment aimable, qu'il vient presque tous les jours, en restant des heures avec Joséphine, dont il fait la confidente de tous ses projets, et pour laquelle il joue, ou même crée, de nouvelles compositions. Par exemple, le 19 décembre 1804 : *Beethoven vient très souvent – il donne des leçons à Pépi – c'est un peu dangereux, je te l'avoue.*[1] Ceci est confirmé par les treize lettres découvertes et achetées en 1949 par le collectionneur Bodmer, publiées en 1956, qui courent de l'automne 1804 à mai 1807.

En 1808, Joséphine partit en Suisse avec sa sœur Thérèse qui, par vocation, voulait rencontrer le pédagogue J.H. Pestalozzi pour se former comme éducatrice. Durant ce voyage Joséphine rencontra le baron estonien, disciple de Pestalozzi, von Stackelberg (1777-1841), qui deviendra le précepteur de ses quatre enfants puis son mari en février 1810. Elle s'installera avec lui en Moravie et en aura deux autres enfants. Elle se maria apparemment à contrecœur et le baron la ruina. Ils reviendront à Vienne, mais le couple vacillait et vécut des scènes orageuses.

Joséphine accoucha d'une petite fille nommée Minona le 9 avril 1813, donc neuf mois environ après la nuit passée peut-être avec Beethoven. La Mara et Kaznelson ont admis avec les Massin l'hypothèse Joséphine comme représentant l'immortelle bien-aimée. Thérèse, célibataire, qui prétendit dans ses mémoires s'être fiancée avec Beethoven en mai 1806 lors de leur voyage en Hongrie, ne pouvait être présente à Prague en juillet 1812. Elle a supposé elle-même que Joséphine représentait l'immortelle

[1] Massin, *op. cit.* p. 138 ; Rolland, *op. cit.* p. 251-252

bien-aimée, ce qu'a négligé Rolland.[1] Kaznelson en a déduit que Minona était la fille naturelle de Beethoven.

Cependant, le baron Stackelberg soutira en octobre 1814 les sept enfants de Joséphine, qui ne les reverra qu'une fois et qui mourra en mars 1821 à 42 ans. Rolland rapporte qu'elle mourut d'une consomption [ou phtisie] nerveuse (*Nervenschwindsucht*).[2] Minona, elle, décèdera en 1897 à 83 ans. Le récit et les déductions des Massin paraissent plausibles pour identifier Joséphine comme l'immortelle bien-aimée.[3]

Ils estiment que le lieu K de la lettre de Beethoven correspond à la station thermale de Karlsbad, mais d'autres biographes ont pensé à Korompa, un second lieu de résidence en Hongrie de la famille Brunsvik, ce qui ne paraît pas changer grand-chose sur l'identité de l'amante de Beethoven. Pour Solomon il est absolument certain que K représente Karlsbad.[4]

Les Massin croient aussi que cette lettre n'a jamais été envoyée par Beethoven car on la retrouva le lendemain de sa mort dans la cachette contenant le testament d'Heiligenstadt et les portraits de deux femmes. Si le ton de la lettre incite à penser que Beethoven désirait fermement l'envoyer il a pu être retenu par la crainte que le mari ou une autre personne la découvre, la lise, et ainsi révèle cet amour nécessitant le secret, s'il s'agit bien de Joséphine, mariée mais en crise avec son mari qui, selon les Massin, l'aurait quittée en mai ou juin 1812 et aurait disparu pendant six mois.

Beethoven aurait-il donc dérogé à un de ses premiers principes, dont il avait fait part à Bigot dans une lettre de 1808, de n'entretenir avec la femme d'un autre que des rapports d'amitié ? Il nous paraît fort possible que Joséphine se soit consolé avec lui des déboires avec son mari, et ait déjà anticipé une rupture avec celui-ci, qui aura effectivement lieu, ce qui ne rendait pas absolument impossible une nouvelle vie avec Beethoven. Rolland indique aussi que Joséphine *était de celles*

---

[1] Ib., p. 150

[2] J'ai peu de données précises sur cette maladie nerveuse, qui semble s'être aggravée après son veuvage, puis l'échec de son second mariage.

[3] Ib., p. 238-244

[4] Solomon, *op. cit.* p. 234-235

qui sont victimes, moins de leur propre cœur, que de celui des autres ; car elles ne savent pas dire non.[1]

2/ L'hypothèse de Maynard Solomon (1998) : Antonia Brentano (1780-1869)

Solomon, dans son ouvrage *Beethoven* (1977 rééditée et remaniée en 1998), invoque *le solide réseau de preuves qui, prises ensemble, permettent de penser avec une quasi-certitude qu'Antonie Brentano était bien la femme à qui Ludwig van Beethoven a écrit la lettre passionnée des 6 et 7 juillet 1812.*[2] Après avoir raconté l'histoire des identifications successives de l'immortelle par plusieurs biographes il fournit différents arguments dont sept « preuves » en faveur de son hypothèse. Retenons les éléments qui nous paraissent les plus pertinents.[3]

Récusant que cette immortelle soit Joséphine il cite en note les partisans de cette thèse qui, pour lui, a vécu, parce que la correspondance de Joséphine avec Beethoven, commencée en 1804, indique la fin d'un amour non consommé à l'automne 1807. Depuis septembre 1807 il n'était plus admis chez elle.[4] Cependant, on pourrait supposer que Beethoven soit devenu trop pressant et inopportun auprès d'elle qui, malgré son veuvage, se refusait à lui par différence de rang social. Et elle partira l'année suivante, en 1808, pour un grand voyage en Suisse et en Italie.

Solomon l'élimine comme candidate parce que son nom n'est pas inscrit en juillet 1812 sur les registres de la police de Karlsbad qui exigeait cette inscription. Toutefois, ce fait n'a pas arrêté les Massin, ni H. Goldschmidt qui lui a fait remarquer personnellement que ces registres n'étaient pas nécessairement

---

[1] Rolland, *Beethoven, les grandes époques créatrices*, Albin Michel, Paris, 1966, p. 251

[2] Solomon, *op. cit.* p. 249

[3] Ib., p. 225-265

[4] *La thèse selon laquelle Joséphine Deym pourrait avoir été la destinataire de la lettre – soutenue en 1920 par La Mara, développée par Siegmund Kaznelson et reprise plus tard par les Massin, par Harry Goldschmidt et d'autres – a eu son heure de gloire, mais la révélation en 1957 de sa correspondance avec Beethoven, commencée en 1804, indique la fin rapide (et froide) à l'automne 1807 d'un amour non consommé.* (Ib., p. 238-239)

complets. Solomon donne deux témoignages indiquant que Beethoven aimait Antonia Brentano depuis environ l'année 1811, donc un an avant la rencontre de Prague.

Surtout, depuis un de ses articles de 1987, il conteste que Joséphine n'ait eu aucun contact avec son mari au milieu de l'année 1812. À partir de trois lettres des 14 juin, 25 juillet et 13 août de cette année-ci, et des mémoires de Thérèse Brunsvik, il situe le départ du baron de Stackelberg de son foyer familial pas avant le mois d'avril 1813. Il conteste donc que Minona soit la fille de Beethoven qui, à notre connaissance d'ailleurs, n'a jamais allégué une quelconque paternité.

Solomon revendique d'avoir le premier supposé et reconnu qu'Antonia Brentano fut la destinataire de la lettre. Il croit l'avoir prouvé.[1] Il énonce sept points en faveur de son hypothèse.

Antonia Brentano, née Birkenstock, naquit le 28 mai 1780 à Vienne. Elle avait donc dix ans de moins que Beethoven. Elle fut orpheline de sa mère en 1788 et se maria en 1798 avec Franz Brentano, négociant de Francfort, demi-frère, par un second mariage du père de ce dernier, de Bettina Brentano. Elle vécut ensuite à Francfort, mais avec une nostalgie un peu maladive de Vienne, où elle se rendait tous les deux ans, notamment pour voir son père, qui devait mourir en octobre 1809. Elle s'y installa peu avant sa mort. Son mari la rejoignit et ouvrit une succursale à Vienne, confiant son siège principal de Francfort à Georg, l'aîné de sa demi-fratrie.

Antonia fit la connaissance de Beethoven avec Bettina Brentano quand celle-ci l'emmena lui rendre visite en mai 1810. Beethoven fréquenta et devint ami de la famille, qui resta trois ans à Vienne après la mort du père d'Antonia. Celle-ci, malade pendant ces années, fit plusieurs cures à Karlsbad sans succès et s'accoutuma même à l'idée de la mort, elle qui vécut jusqu'à 89 ans. Sa mauvaise santé retarda son retour avec son mari à

[1] *Le poids des preuves en sa faveur est si grand qu'on peut affirmer sans présomption que la solution à l'énigme de l'Immortelle Bien-aimée a été dorénavant trouvée.* (Ib., p. 240)

Francfort que Solomon situe en novembre 1812. Antonia était alors enceinte depuis juin.

Le 3 juillet, jour de la rencontre de Beethoven avec son amante, Antonia Brentano se trouvait à Prague avec son mari comme l'indique une note du journal de Prague contenant la liste des personnalités arrivées ce jour-là dans la cité. Solomon trouve déterminant que Beethoven sache que son amante serait à Karlsbad la semaine du 6 juillet, une condition décisive pour lui que seule remplirait Antonia.

En janvier 1811 Antonia, dans une lettre à Clemens Brentano, montre sa vénération pour Beethoven.[1] Solomon croit que cette vénération s'est mutée en amour durant l'automne 1811. Il donne une interprétation personnelle de la lettre, mais qui nous paraît très subjective.

Élisabeth Brisson, sans citer Solomon, juge qu'Antonia représente plus vraisemblablement que Joséphine cette secrète immortelle.[2] Cooper, qui ne cite même pas les Massin, la juge aussi la destinataire la plus probable, ce qui serait admis par la plupart des musicologues beethovéniens selon Drabkin.[3] Cette hypothèse paraît de même à Michaux conforme à la lecture la plus raisonnable des indices existants.

Pour notre part, l'hypothèse Joséphine nous paraît plus crédible que celle d'Antonia. Si le fait que Beethoven fut un ami de Franz Brentano ne constitue pas une preuve, bien que tromper tout homme marié fut contraire à ses principes, nous savons qu'après son départ de Teplitz pour Karlsbad le 25 juillet il s'installa dans la même pension que le couple, ce qui paraitrait un peu cynique de la part du musicien amant et peu confortable pour la poursuite de l'aventure. De plus, le couple s'entendait apparemment bien et avait quatre enfants, alors qu'on sait que le

---

[1] *Je mettrai l'original entre les mains sacrées de Beethoven que je vénère profondément. Il marche tel un dieu parmi les mortels, son regard hautain sur le pauvre monde et sa mauvaise digestion le mettent de mauvaise humeur pour un instant seulement, car la Muse le tient dans ses bras et le serre contre son cœur brûlant.* (Solomon, *op. cit.* p. 256)

[2] Brisson, *op. cit.* p. 146)

[3] Cooper B., *op. cit.* p. 71, 537

couple de Joséphine vacillait et rompra ensuite. Beethoven resta à Karlsbad avec les Brentano jusqu'à leur départ le 7 ou 8 août pour Franzensbrunn. Lui-même partira pour cette autre cité thermale le 8 août, mais y séjournera environ un mois sans s'y plaire.

Solomon cite une lettre de Beethoven à Antonia du 6 février 1816 dont le ton ne paraît pas celui qu'on destinerait à une ancienne maîtresse : *Mon amie vénérée ! Je saisis l'occasion donnée par Herr Neate... pour* me *rappeler à* votre souvenir *ainsi qu'à celui de votre bon mari Franz.* [...] *Je souhaite à vous et à Franz les joies les plus profondes sur terre, dans l'union des âmes. J'embrasse et j'étreins en pensée tous vos chers enfants et j'aimerais qu'ils le sachent. Mais, à vous, je vous envoie mes meilleures salutations et je ne fais ici que me rappeler volontiers les heures que j'ai passées dans votre compagnie mutuelle, et qui pour moi sont inoubliables. Avec des considérations vraies et sincères, votre admirateur et ami. Ludwig van Beethoven.*[1]

Entre les deux hypothèses, Joséphine ou Antonia, la première nous semble donc plus plausible. Quelques lettres à Joséphine du printemps 1805 nous semblent bien une déclaration d'amour, en partie partagée par elle, même si cet amour ne fut pas encore consommé. On y retrouve les mêmes expressions que dans sa lettre à l'éternelle bien-aimée.

---

[1] Ib., p. 245 ; voir aussi la traduction d'Emily Anderson : *Les Lettres de Beethoven*, p. 618-619

Index

Alexandre 1er, 37, 118, 149
Amenda, 43, 44, 46, 53, 54, 55, 62, 65, 113, 116, 117
Anacréon, 206, 215
Anderson, 10, 105, 107, 224
Andral, 214
André Jacques, 6
Anhalt-Köthen Ferdinand duc d', 145
Antoine II, 218
Appercé, 71, 76
Archimbaud, 61, 70, 71, 75, 119, 130, 143
Arnim Bettina von, 98, 106, 107, 222
Artaria, 25
Baader, 95
Bach Jean-Sébastien, 137
Bach Johann Baptist, 135, 151, 184
Baillie, 212
Barth, 52
Bausch, 204
Beatrix d'Este, 95
Beauvillain, 69, 74
Becker, 143
Beethoven Caspar Carl van, 15, 16, 21, 24, 56, 58, 77, 78, 92, 114, 115
Beethoven Johann van, 16, 19, 21, 22, 204
Beethoven Johanna van, 114, 127, 161, 172, 173, 174
Beethoven Karl van, 16, 30, 33, 41, 114, 115, 118, 119, 120, 125, 127, 134, 136, 139, 142, 146, 147, 150, 151, 152, 156, 159, 160, 161, 163, 168, 171, 172, 173, 174, 175, 176, 177, 181, 182, 184, 205
Beethoven Ludwig van (grand-père), 13, 152
Beethoven M.M.J. van, 15, 21
Beethoven Maria Josepha van, 13
Beethoven Maria Magdalena van, 15, 19, 21, 55, 80, 114, 204
Beethoven Nikolaus Johann van, 13, 15, 21, 24, 31, 56, 58, 110, 131, 133, 136, 140, 142, 150, 174, 182, 199
Beethoven Therese van, 110, 172, 174, 200
Bentheim, 102
Bergson, 61
Bernadotte, 14, 42, 135
Bertier de Sauvigny, 122, 132
Bertolini, 26, 112
Berzelius, 109
Bichat, 214
Bigot, 219, 220
Black, 212, 214
Blöchlinger, 146, 205
Blumenbach, 38
Bodmer, 219
Boerhaave, 158, 163
Bonaparte Jérôme, 89
Boucourechliev, 105
Bouilly, 77
Boulland, 214
Boyer, 11, 107, 113
Brahms, 109
Brauchle, 86, 88, 113
Braun, 81
Braunhofer, 143, 153, 154, 156, 158, 159, 160, 161, 164, 165, 168, 170, 177, 209
Breitkopf & Härtel, 90, 92, 94, 103

Brentano Antonia, 109, 114, 119, 172, 200, 221, 222, 223, 224
Brentano Clemens, 223
Brentano Franz, 109, 115, 129, 131, 222, 223, 224
Brentano Georg, 222
Breuning Constance von, 85
Breuning Eleonore von, 19
Breuning Gerhard von, 21, 34, 85, 164, 182, 183, 186, 190, 198
Breuning Lorenz von, 19, 35, 53
Breuning Stephan von, 21, 34, 44, 45, 49, 52, 53, 54, 55, 78, 81, 82, 84, 85, 114, 164, 173, 175, 182, 184, 188, 189, 198, 199, 200, 201
Brisson, 81, 223
Broussais, 180
Brown John, 37, 39, 156, 157, 158, 166, 185, 191
Brunsvik Charlotte, 218, 219
Brunsvik Franz, 101, 206, 218, 219
Brunsvik Therese, 101, 147, 218, 219, 222
Buchan, 215
Buenzod, 111
Bursy, 117
Canuyt, 71, 76
Cardan, 215
Carrère, 132
Charles IV, 109
Cherubini, 92
Chopin, 29, 95, 96, 109, 189, 207
Chouard, 74
Chuzeville, 10
Clemens August, 13
Clementi, 83
Coldicott, 42
Collins, 42
Cooper, 42, 154, 223
Corvisart, 37, 158
Cullen, 40
Cymes, 75
Czerny Karl, 44, 135, 137
de Condé L.-H.-J., 18
de Haën Anton, 158, 162
de Landrecies, 18
de Ligne Charles Joseph, 95
Dechambre, 66, 194, 214
Delay, 63
Deproost, 66
Derwent, 133
Descartes, 43, 179
Deym Joseph, 105, 218, 219
Deym Josephine, 83, 101, 105, 172, 218, 219, 220, 221, 222, 223, 224
Diogène Laërce, 211
Dögl, 172
Drabkin, 42, 223
du Bellay, 61
du Quesnoy,, 18
duc de Reichstadt, 95, 121
duc de Wurtemberg, 121
Dvořak, 109
Épicure, 6
Erdödy Maria von, 85, 86, 87, 88, 90, 113, 116, 122, 200, 206
Erdödy Peter von, 85
Esterhazy Nikolaus, 79
Faivre Antoine, 95
Fauconnier, 106
Fauré, 61, 74
Fichte, 102
Findlay, 214
Fleischmann, 163
Fleury, 69, 74
Fontain, 62
Fontaine, 194
Forster, 33
Foucault, 6

Fourcroy, 121
Fracastor, 25, 84
Frank J.P., 35, 36, 37, 38, 39, 46, 47, 94, 157, 209
Frank Joseph, 35, 37, 38, 39, 41, 157
Franz I, 37, 52, 78, 79, 81, 91, 94, 95, 103, 106, 109, 118, 121, 123, 149, 163
Frédéric-Auguste 1er, 106, 149
Frédéric-Guillaume II, 31, 180
Frédéric-Guillaume III, 39, 118, 149, 174, 192
Gall, 123
Gallenberg, 51
Galvani, 94, 138
Gaubius, 163
Geffray, 29
Gellé, 44
Georges III, 36
Gerhardi Christine, 35, 37, 38
Germain Michel, 75, 131
Giannatasio del Rio Cajetan, 114, 119, 120
Giannatasio del Rio Franziska, 114, 116, 119, 120
Glauber, 109
Gleichenstein, 45, 83, 89, 90, 96, 97, 207
Goethe, 86, 87, 92, 98, 99, 104, 106, 107, 108, 109, 171, 201, 218
Goethe Christiane, 106
Goldschmidt, 221
Goncourt Jules, 61
Göpfert, 30
Goudareau, 40
Goya, 61
Gräffer, 32
Griesslich, 145
Grillparzer, 151
Grmek, 206, 211, 214
Guerrier, 60
Guicciardi Giulietta, 51, 56, 86, 105, 200, 218
Hael, 163
Haendel, 182, 198
Hahn, 65
Hahnemann, 6, 142, 143, 144, 145, 161, 163, 170
Haslinger, 147, 164, 165
Havens, 214
Haydn, 22, 23, 44, 92
Hecker A.F., 144, 204
Hegel, 6, 25, 65, 132
Héraclite, 211
Herriot, 94, 107, 118, 178
Hildenbrand, 178
Hiller, 195, 197, 199
Hoffmann E.T.A., 107, 166
Hoffmann F., 163
Hoffmann P.E., 25
Hölderlin, 64
Holz, 118, 119, 139, 152, 163, 164, 165, 167, 172, 174, 177, 182, 200, 205
Homère, 92, 201, 214
Hufeland, 6, 36, 38, 42, 47, 123, 155, 162, 166, 180
Hume, 6
Hummel J.N., 136, 195, 197
Hunczowsky, 18, 30, 52
Hunter John, 27
Huss Magnus, 13, 14, 15
Hüttenbrenner, 198, 199, 200
Jacobsohn, 29
Jahn, 117
Janitschek, 28
Jones, 38
Joseph II, 19, 21, 52, 91, 107, 162
Kanne, 151
Kant, 30, 43, 95
Karl August duc de Weimar, 106
Karl Ludwig archiduc, 95, 102

Karrer, 175
Kaznelson, 105, 219, 221
Kinsky Ferdinand von, 91, 104
Koering, 10, 206
Kraepelin, 63, 64
Krafft, 26
Kretschmer, 63, 64
Kubié, 111
Kuffner, 90
Kuhlau, 165, 166
Kumelski, 29
La Mara (Marie Lipsius), 105, 219, 221
Lablache, 198
Lacoste Jean, 29, 70
Laennec, 212, 213, 214
Lagneau, 25, 26, 27, 29
Lange Martin, 214
Lannes, 37, 80, 102
Le Rider, 87
Legent, 69, 74
Legentil, 16, 17, 24
Leopold II, 21, 91
Lereboullet, 66
Lettsom, 212
Lichnowsky Christiane von, 23
Lichnowsky Henriette von, 23, 80, 83
Lichnowsky Karl von, 23, 24, 31, 44, 46, 53, 58, 61, 82, 87, 103, 138
Lichnowsky Moritz von, 23, 136
Liszt, 91, 131, 135, 136, 189
Liszt Adam, 135
Lobkowitz Franz Joseph, 41, 43, 61
Lombroso, 62
Lorenz, 175
Louis Pierre, 180
Louis XVIII, 149, 180
Lubin, 136
Ludwig C.F., 144
Maelzel, 111, 112, 115
Mahon, 158
Malfatti Anna, 96
Malfatti Giovanni, 26, 83, 92, 94, 97, 99, 101, 112, 121, 122, 129, 138, 153, 154, 157, 184, 185, 186, 187, 188, 191, 193, 195, 203, 206, 209
Malfatti Theresa, 96, 97, 188, 207
Marage, 67, 68, 70, 75, 76
Marcus, 39
Marenzeller, 163
Marie-Louise impératrice, 95, 103, 106
Marie-Thérèse impératrice (1717-1780), 19, 25, 85, 162, 218
Marie-Thérèse impératrice (1772-1807), 52, 79
Marston, 42
Massin, 9, 10, 16, 17, 19, 25, 26, 30, 33, 34, 43, 51, 57, 60, 63, 68, 70, 82, 84, 85, 86, 89, 90, 94, 97, 98, 105, 108, 110, 112, 135, 136, 140, 151, 153, 167, 168, 173, 174, 176, 179, 181, 187, 188, 192, 198, 201, 217, 218, 219, 220, 221, 223
Maurras, 61
Maximilian Franz, 19, 21, 24
Maximilian Friedrich, 13, 18
Mesmer, 161
Metternich, 113, 121, 131, 150, 201
Meyer, 117
Michaux, 10, 13, 22, 30, 33, 34, 37, 66, 67, 74, 75, 107, 112, 121, 178, 223
Mickiewicz, 109
Miermont, 16, 43, 61, 62, 63, 64, 70, 71, 73, 75, 104, 105, 160, 203, 204, 205

Milder, 132
Moïse, 182
Molière, 183
Moscheles, 191, 196, 197
Mounier-Kuhn, 60, 70, 71, 72, 73, 74, 76, 130
Moussorgski, 165
Mozart K., 78
Mozart Leopold, 16, 28
Mozart W.A., 9, 16, 19, 23, 24, 28, 31, 44, 47, 77, 78, 81, 91, 93, 141, 207
Müller Moritz, 142, 145
Murat, 80
Napoléon, 14, 21, 27, 37, 42, 80, 81, 82, 89, 92, 95, 99, 102, 103, 106, 111, 144, 157
Narcy, 69, 74
Navier J.-C., 194
Navier P.-T., 194
Neate, 59, 153, 224
Neberich, 115
Neumayr, 20, 28, 94, 112
Nicolle Charles, 61
Nietzsche, 25, 43, 63, 64, 76
Oliva, 101, 102, 127
Oppersdorff, 82, 89
Oscar 1er, 43
Pachler, 147
Paganini, 109
Panckoucke, 194
Paracelse, 109
Pascal Blaise, 76
Pasqualati Johann von, 79, 192, 193, 206
Pasqualati Joseph von, 79
Pasteur Louis, 6, 43
Paul H.W., 168
Pestalozzi, 146, 219
Peters Karl, 41, 159
Pierre le Grand, 99, 109
Platon, 43
Pleyel Camille, 89
Pleyel Ignaz, 89
Plutarque, 49
Porchat, 87
Porot, 16, 43, 61, 62, 63, 64, 70, 71, 73, 75, 104, 105, 160, 203, 204, 205
Pouchkine, 109
Prod'homme, 26, 28, 117, 133, 139, 175
Quarin, 162
Quenouille, 62
Razumovsky, 61, 138
Reicha, 93
Reichardt, 86, 87, 91
Reisser, 159
Rellstab, 158
Renaudin, 15
Riaud Xavier, 27
Riemann, 146
Ries Ferdinand, 16, 17, 19, 42, 55, 56, 57, 78, 79, 80, 91, 92, 113, 114, 116, 125, 131, 137, 201, 204
Ries Franz Anton, 55
Ritter, 138
Robespierre, 18
Rochlitz, 131, 133, 134, 174
Röckel, 80, 81
Rodolphe archiduc, 91, 92, 103, 107, 108, 111, 112, 124, 127, 128, 140, 150, 153
Röhrich, 195
Rokitansky, 66
Rolland, 10, 26, 29, 43, 59, 63, 66, 67, 68, 70, 76, 81, 98, 105, 118, 119, 128, 129, 175, 177, 179, 180, 181, 187, 188, 198, 201, 206, 218, 219, 220, 221
Romedenne, 75
Ronsard, 61
Rossini, 131, 132, 133, 136, 151
Rousseau, 61

Russell, 130
Salieri, 90, 135
Sandra, 137, 143
Scarpa, 38
Schaden, 19
Schaudinn, 25
Schelling, 95, 138
Schikaneder, 77
Schiller, 92, 109, 121, 149
Schindler, 86, 105, 107, 112, 128, 134, 136, 140, 150, 151, 152, 154, 160, 167, 174, 181, 182, 183, 184, 185, 186, 188, 191, 196, 197, 198, 199, 201, 203, 205, 206, 207
Schlegel August Wilhelm, 92
Schlemmer Matthias, 159, 161, 168, 172
Schlesinger Moritz, 166
Schmidt J.A., 18, 30, 46, 50, 52, 55, 56, 58, 83, 85, 92, 138, 209
Schmit, 163
Schönlein, 16
Schopenhauer, 61, 63
Schott, 152, 153, 181, 191, 192, 199
Schubert, 9, 15, 28, 33, 43, 45, 47, 64, 91, 108, 112, 133, 150, 198, 200, 206
Schubert G.H., 138
Schumann Clara, 145
Schumann Robert, 76, 109
Schuppanzigh, 53, 54, 138, 139, 150, 151
Schwarzenberg Karl Philipp prince, 103, 144, 145, 163
Schweisheimer, 143
Scudo, 86
Sebald Amalie, 105, 109
Seibert, 182, 183, 185, 186
Seyfried, 23, 77, 90, 165, 201
Shakespeare, 92
Siebold, 52
Simrock P.J., 119
Smart, 195, 196
Smetana Bedřich, 61, 109
Smetana Karl von, 119, 134, 139, 154, 160, 172
Solomon, 27, 28, 118, 128, 132, 133, 155, 179, 185, 200, 217, 220, 221, 222, 223, 224
Solovieff, 101
Sonnleithner, 77
Sontag, 149, 150
Sournia, 14, 15, 166, 212, 214
Sowinski, 154
Spaun, 198
Spiker, 174
Sprengel, 162
Stackelberg, 219, 220, 222
Stackelberg Minona, 208, 219, 222
Staudenheim, 106, 108, 109, 121, 122, 124, 129, 131, 134, 143, 150, 153, 154, 177, 182
Stein J.A., 120, 141
Stein M.A., 141, 142, 145, 146
Steiner, 164
Sterba, 63
Stoll J.L., 157
Stoll Maximilian, 121, 156, 157, 158
Störck, 158
Strack, 75
Streicher J.A., 120, 141
Streicher Nanette, 120, 123, 127, 141
Stumpff, 152, 182, 189
Sturm, 201
Stutterheim, 173
Sydenham, 158, 163
Sydow, 96
Tchaïkovski, 206
Teltscher, 199
Thayer, 26, 60, 105, 146, 177

Thomas-San-Galli, 105
Tissot, 36
Tite-Live, 203
Trémont, 92, 93
Trotter, 211
Umlauf, 150, 151
Unger, 136, 149, 150
Valsalva, 40
van Swieten Gerhard, 85
van Swieten Gottfried, 85
Vandamme, 99
Varnhagen Karl August, 101, 102, 103, 104, 106
Varnhagen Rahel, 101, 113
Veith, 163
Vering Gerhard von, 45, 46, 48, 49, 50, 85, 199
Vering Josef von, 45
Vering Julie von, 45, 85, 199
Vieille F., 62
Vivenot, 177
Volta, 41
Wagner Johannes, 65, 201
Wagner Richard, 99, 107, 109
Waldstein, 19, 22
Walker, 135, 136
Wawruch, 177, 178, 179, 180, 182, 183, 184, 185, 186, 187, 188, 197, 198, 201, 202, 209
Weber, 146, 147, 171
Wegeler Eleonore, 21, 30, 49
Wegeler F.G., 16, 17, 18, 19, 21, 24, 25, 30, 34, 35, 46, 49, 50, 52, 55, 61, 62, 65, 76, 78, 79, 81, 82, 84, 98, 113, 119, 138, 180, 188, 189, 200, 201, 202, 203, 209
Weissenbach, 32, 33
Wennagel, 66
Wieck, 145
Wieland, 123
Wimmer, 26
Wurmb, 163
Zelter, 86, 108, 127
Zmeskall, 23, 28, 53, 54, 93, 97, 98, 111, 124, 205, 206

TABLE DES MATIÈRES

AVANT-PROPOS **9**
CHAPITRE I : La jeunesse à Bonn (1770-1793) **13**

A. Une famille touchée par l'alcoolisme et la phtisie : une grand-mère et un père alcooliques, une mère et un frère phtisiques *13*

1/ Alcoolisme et alcoolique, concepts récents inventés par le suédois Magnus Huss (1807-1890) 13
2. La mortalité infantile dans la famille van Beethoven 15

B. Un ami futur médecin : Franz-Gerhard Wegeler (1765-1848) *16*

C. Mort de sa mère phtisique et de son père alcoolique (1787 - 1792) *19*

CHAPITRE II : Les premières années à Vienne (novembre 1792 – décembre 1802) **23**

A. Chez son mécène Karl von Lichnowsky (1793-mai 1795) *23*
1/ Des maux abdominaux 24
2/ L'hypothèse syphilitique ; l'ouvrage sur la maladie vénérienne de L.-V. Lagneau (1781-1867) 25
3/ Voyages dans les États germaniques de l'Est (Prague, Dresde, Leipzig et Berlin, Presbourg) 31

B. Beethoven, victime de la typhoïde (1796) ? Le début de la surdité *32*
1/ Une maladie gastro-intestinale 32
2/ La famille des médecins Johann Peter Frank (1745-1821) et Joseph Frank (1771-1841) 35
3/ Le début de la surdité (1796) 42

C. La maladie auditive ; état mélancolique (1798 -1801) *45*
1/ Une vie sociale restreinte par la perte auditive 45
2/ Mélancolie avec idées suicidaires ; Heiligenstadt (mai 1802 – octobre 1802) 55
3/ Psychisme et surdité 60
4/ Les hypothèses diagnostiques de la surdité 65

CHAPITRE III : La souffrance sublimée par l'art ; *Fidelio* (1802 – 1810) 77

A. Une humeur instable 77
B. Fidelio créé sous les canons français (novembre 1805) 80
C. Mélancolie de guerre et maux divers (septembre 1806 – août 1811) 82
1/ Éclat d'orgueil contre les nobles et les puissants 82
2/ Migraine et panaris (juin 1807) 83
3/ La comtesse Maria von Erdödy (1779-1837) 85
4/ Beethoven appelé par le roi de Westphalie Jérôme Bonaparte (1784-1860). Vienne occupée par les Français. 89
5/ Recherche bonnes cuisine et cuisinière désespérément 93
6/ Giovanni Malfatti (1775-1859), nouveau médecin de Beethoven 94
7/ Épisode dépressif réactionnel suite à un échec amoureux 96
8/ Maux divers 98

CHAPITRE IV : Cures thermales (septembre 1811 ; juillet - septembre 1812) ; dépression, aggravation des maladies somatiques, et maladie pulmonaire ; (octobre 1812 – mars 1818) 101

A. Deux cures à Teplitz (août - septembre 1811 ; juillet - octobre 1812) et dans d'autres villes thermales de Bohême : Karlsbad et Franzensbrunn (juillet – septembre 1812) 101
1/ Première cure : rencontre avec Rahel Levin (1771-1833) et Karl August Varnhagen (1785-1858). 101
2/ Retour à Vienne (septembre 1811) 103
3/ L'immortelle bien-aimée de Prague (3-4 juillet 1812) 104
4/ Cures à Teplitz, Karlsbad et Franzensbrunn (5 juillet 1812 – 5 octobre 1812) ; la rencontre avec Goethe ; un nouveau médecin traitant : Jakob Staudenheim (1764-1830) 106

B. Dépression, idées morbides, aggravation de ses maux, solitude, ennuis juridiques (1813 - 1818) 111
1/ Dégoût de vivre et pessimisme des médecins 111
2/ Andreas Bertolini 112

3/ Gloire et misère lors du congrès de Vienne (3 octobre 1814 – 9 juin 1815) 113
4/ Mort de son frère Caspar Carl et tutorat de son neveu Karl (novembre 1815 – janvier 1816) 115
5/ Une visite d'un jeune médecin, Karl von Bursy (mai 1816) ; accueil de la famille del Rio à Baden (septembre 1816) 117
6/ Une maladie pulmonaire chronique (octobre 1816 – mars 1818) 120

CHAPITRE V : Maux divers et récurrents (1818 - 1823) 127

A. Maux d'estomac, jaunisse, rhumatismes et diarrhée (mai 1818 – octobre 1821) 127
1/ Troubles gastro-intestinaux (1818 - 1820) 127
2/ Affections pulmonaire, rhumatismale et intestinale (1821 – 1822) 128
3/ Convalescence et nouvelle cure à Baden (novembre 1821 – août 1822) 131

B. Rencontres avec Rossini, Rochlitz et Liszt (mars 1822 – avril 1823) 131
1/ Rossini (1792-1868), un concurrent célébré par le public viennois 131
2/ Beethoven et Schubert amateurs de brasseries viennoises 133
3/ Un traumatisme psychologique 134
4/ L'entrevue avec Liszt (avril 1823) 135

C. Remèdes empiriques contre la surdité ; une conjonctivite chronique 137
1/ Un dialogue de sourds 137
2/ Une conjonctivite chronique (avril – août 1823) ; un souvenir vénérien de Schuppanzigh 138
3/ Un écho de cures homéopathiques contre la surdité 141
4/ Rencontre entre Beethoven et Friedrich Wieck 145

D. Une ivresse du neveu de Beethoven ; la visite de C.M. von Weber (1786-1826) 146

CHAPITRE VI : (janvier 1824 – décembre 1826) 149

1/ Les concerts de mai 1824 149

2/ Pathologie digestive et pulmonaire (août 1824 – avril 1825) 152
3/ Anton Braunhofer, nouveau médicastre de Beethoven (avril 1825 – septembre 1826) 153
4/ Une journée bien arrosée (2 septembre 1825) 165
5/ Des soirées festives 167
6/ Mort de C.M. von Weber ; tentative de suicide de son neveu Karl (juin – août 1826) 171
7/ Un séjour familial à la campagne (octobre - novembre 1826) ; le début de l'hydropisie 174

CHAPITRE VII : Les maladies terminales et la mort (décembre 1826 – mars 1827) 177

A. Une suspicion de pneumonie ; jaunisse et hydropisie 177
1/ La défection de Braunhofer et de Staudenheim ; l'intervention impromptue de Wawruch et son traitement de l'affection pulmonaire 177
2/ Un choc psychique 180
3/ Le traitement de l'hydropisie abdominale par Wawruch et Johann Seibert (1782-1846) 182
4/ L'intervention de Malfatti et son remède au punch glacé 184
5/ La suspicion d'hydropisie par excès de spiritueux ; poursuite du traitement de l'ascite 187
6/ Beethoven attaqué par les punaises 190

B. Le vin et le champagne comme remèdes (15 février – 14 mars) 191
C. Le cheminement vers la mort (15 mars – 26 mars 1827) 196
D. L'autopsie (27 mars 1827) 201
E. Conclusion sur la cirrhose de Beethoven 202
1/ Le déni par les amis de Beethoven de son excès de boissons enivrantes 202
2/ les hypothèses diagnostiques de Porot et de Miermont ; cirrhose alcoolique, ou cirrhose d'autre origine ? 203
3/ Conclusion personnelle sur la consommation alcoolique et la cirrhose de Beethoven 205

Conclusion générale 208